I0409297

Débrancher:
Un guide pour la désintoxication numérique et la vie consciente

Écrit par Shwe Line
Edité par Cornell-David Publishing House

Indice

simples pour une vie équilibrée

1. Réglage de l'intention du matin
2. Respiration consciente
3. Pauses technologiques
4. Manger en pleine conscience
5. Méditation par balayage corporel
6. Journal de gratitude
7. Points d'ancrage
8. Communication consciente

8.1 Développer une routine matinale consciente

Rappelez-vous : la cohérence est la clé

8.2 Cultiver une routine matinale consciente

8.2.1 Commencer avec intention
8.2.2 Méditer
8.2.3 Pratiquer la gratitude
8.2.4 Éviter la technologie
8.2.5 Étirez-vous et bougez en pleine conscience
8.2.6 Nourrir votre corps
8.2.7 Créer un espace conscient
8.2.8 Établir une routine cohérente
8.2.9 Cultiver des connexions significatives
8.2.10 Réfléchissez à vos progrès

8. Intégrer la pleine conscience dans la vie quotidienne : conseils et exercices pratiques

1. Commencez par une routine matinale :
2. Pratiquez une alimentation consciente :
3. Faites des pauses régulières depuis les écrans :
4. Incorporez des mouvements conscients :
5. Communication consciente :
6. Effectuez consciencieusement les tâches quotidiennes :
7. Respiration consciente :
8. Méditez avant de vous coucher :
9. Participer à des ateliers/programmes

de pleine conscience :

10. Établissez un rappel personnel de pleine conscience :

Arrêtez-vous, respirez et soyez présent : des moments de pleine conscience tout au long de la journée

Matins conscients

Mini pauses de pleine conscience

Soirées Pleine Conscience

9. Créer des habitudes numériques saines : fixer des limites et maintenir l'équilibre

Fixer des limites et maintenir l'équilibre

Établir des limites claires

Maintenir activement l'équilibre

Cultiver la pleine conscience et l'auto-compassion

Adopter une vie numérique équilibrée

Créer des habitudes numériques saines : fixer des limites et maintenir l'équilibre

1. Établir vos valeurs et priorités numériques

2. Fixer des limites d'utilisation et mettre en œuvre des ruptures technologiques

3. Développer des habitudes de consommation et de communication conscientes

4. Favoriser les connexions en personne et entretenir des relations authentiques

5. Adopter le minimalisme numérique et simplifier votre vie en ligne

Fixer des limites et maintenir l'équilibre : une approche holistique du bien-être numérique

Identifier vos habitudes numériques

Créer et mettre en œuvre des frontières

numériques intelligentes

Cultiver la pleine conscience à l'ère numérique

Conclusion

9. Créer des habitudes numériques saines : fixer des limites et maintenir l'équilibre

3. Prioriser les connexions significatives

4. Optimisez votre environnement numérique

5. Adoptez la pleine conscience et la présence

6. Développer des loisirs alternatifs et des pratiques de soins personnels

7. Soyez patient et compatissant avec vous-même

Atteindre un bien-être numérique durable : un voyage vers une vie consciente

Comprendre le bien-être numérique

Étapes pour atteindre le bien-être numérique

Atteindre une vie consciente grâce au bien-être numérique

10. Atteindre un bien-être numérique durable : un voyage vers une vie consciente

A. Fixer des objectifs intentionnels

B. Adopter le minimalisme numérique et la consommation consciente

C. Communication consciente

D. Programmer des cures de désintoxication numérique

E. Créer un environnement domestique plus sain

F. Prioriser les activités de bien-être

G. Cultiver la gratitude et la réflexion

H. Apprentissage continu et adaptation

Droits d'auteur et clauses de non-responsabilité :

Avis de non-responsabilité financière

Droits d'auteur et autres clauses de non-responsabilité :

1. Introduction : Le besoin de désintoxication numérique et de vie consciente

Comprendre les sables mouvants numériques

La technologie s'est rapidement intégrée à tous les aspects de nos vies. Ce qui a commencé comme un outil d'efficacité et de commodité est maintenant devenu notre compagnon constant - aussi profondément ancré dans notre routine quotidienne que le café du matin ou le brossage des dents. Et alors qu'il fut un temps où le domaine numérique était une partie compartimentée de nos vies, aujourd'hui, la plupart des gens ne peuvent pas passer une heure – et encore moins une journée – sans être connectés. Cette évolution vers une vie perpétuellement branchée a lentement et insidieusement créé un paysage de dépendance numérique - dont nous commençons seulement à réaliser qu'il peut affecter nos vies de manière bien plus profonde qu'on ne l'imaginait.

Pour certains, la technologie numérique a en effet été une bénédiction – nous aidant à trouver les informations dont nous avons besoin, nous connectant à des êtres chers à distance et nous offrant des moyens de divertissement apparemment illimités. Mais alors que nous nous dirigeons plus loin dans ce terrier de lapin, nous découvrons également qu'il peut y avoir un côté sombre à notre dépendance numérique. Nous commençons à voir que le barrage constant de temps d'écran, de notifications et d'encombrement numérique peut avoir de graves conséquences mentales, émotionnelles et même physiques sur les utilisateurs mêmes que ces appareils ont été conçus pour aider.

Ce livre, *'Unplug: A Guide to Digital Detox and Mindful Living'*, est créé comme un antidote au bras de fer moderne entre notre désir de vivre des vies significatives et épanouissantes et l'attrait du monde numérique toujours actif et hyper-connecté. . Nous explorerons les raisons de notre fatigue numérique et les causes sous-jacentes de notre utilisation compulsive des appareils, avec tous les inconvénients qui en découlent. Ensemble, nous commencerons le voyage pour reprendre le contrôle de nos vies, trouver l'équilibre à l'ère numérique et profiter des avantages d'une existence consciente et débranchée.

Certains objectifs clés que ce livre vise à aborder sont les suivants :

- **Identifier les raisons de la dépendance numérique** : Reconnaître les facteurs psychologiques et sociaux à l'origine de notre dépendance aux appareils modernes et comprendre comment elle est devenue si ancrée dans notre culture que nous la reconnaissons à peine comme un problème.
- **Explorer les conséquences de la surcharge numérique** : analyser les effets néfastes de la dépendance numérique sur notre bien-être mental, notre santé émotionnelle, nos relations interpersonnelles et notre satisfaction de vivre en général.
- **Création d'un plan de désintoxication numérique** : décrivant les différentes approches de la désintoxication numérique, adaptées aux différents niveaux de dépendance, et fournissant des suggestions pour établir des limites saines avec la technologie.

- **Introduire des pratiques de pleine conscience** : y compris diverses techniques de pleine conscience, formelles et informelles, qui peuvent aider à trouver l'équilibre, à améliorer la conscience de soi et à promouvoir la santé mentale et émotionnelle globale.
- **Intégrer la pleine conscience numérique dans la vie quotidienne** : partager des conseils pratiques et des stratégies pour aider à maintenir une relation consciente et intentionnelle avec la technologie, en soulignant l'importance de cultiver des habitudes de pleine conscience pour un équilibre numérique durable.

Alors que nous entamons ce voyage, il est essentiel de comprendre que le but de ce livre n'est pas de vilipender la technologie ou de diaboliser le monde numérique. L'intention est plutôt de promouvoir la prise de conscience et d'inspirer un examen critique de notre relation avec la technologie. Ce faisant, nous pouvons développer des pratiques durables pour reprendre le contrôle et utiliser de manière optimale les meilleurs aspects de nos outils numériques tout en minimisant les conséquences négatives qu'ils peuvent avoir sur nos vies.

Nous espérons qu'en explorant les différentes facettes de la désintoxication numérique et de la vie consciente, vous vous sentirez autonome dans votre voyage, embrassant la liberté et la joie qui peuvent découler de la libération de la technologie d'étouffement qui a retenu votre vie. Bienvenue sur le chemin vers plus de paix, d'équilibre et d'épanouissement. Bienvenue dans "Débranchez : un guide de la désintoxication numérique et de la vie consciente".

La condition moderne : surstimulation et déconnexion

Dans le monde trépidant d'aujourd'hui, la technologie a considérablement changé notre façon de vivre, de travailler et de communiquer. Les appareils numériques que nous utilisons quotidiennement, tels que nos smartphones, tablettes et ordinateurs portables, nous ont fourni un accès sans précédent à l'information, au divertissement et aux connexions sociales. Bien que ces progrès puissent être incroyablement positifs et bénéfiques, ils ont également entraîné un ensemble de problèmes nouveaux et stimulants pour notre bien-être mental et émotionnel.

Ce n'est un secret pour personne que notre société est plus connectée que jamais. Nous pouvons communiquer avec nos amis et notre famille du monde entier via des plateformes de médias sociaux, des chats vidéo et des SMS. À première vue, cette connectivité accrue semble être un développement positif - après tout, qui ne voudrait pas rester en contact avec ses proches et être au courant des événements actuels et des événements dans le monde ? Cependant, sous cette couche d'intimité globale perçue se cache une dure réalité pour de nombreux individus : un sentiment de déconnexion, de solitude et de détachement à la fois du monde physique et d'une véritable interaction humaine.

L'une des principales raisons de ce sentiment de déconnexion est le bombardement constant de stimuli numériques auquel nous sommes confrontés chaque jour. Nos cerveaux sont câblés pour répondre à de nouvelles informations, et avec d'innombrables applications, notifications et messages réclamant notre attention, il est facile d'être submergé et distrait. Cet état constant de surstimulation peut entraîner divers problèmes, notamment des niveaux élevés de stress, d'anxiété et de dépression.

De plus, notre dépendance aux appareils numériques pour la communication interpersonnelle a entraîné une diminution de la qualité de nos relations et de nos interactions en face à face. Nous pouvons avoir des centaines d'amis sur Facebook et un chat de groupe animé sur WhatsApp, mais reconnaîtrions-nous les personnes derrière les écrans si nous les croisions dans la rue ? Ce sont ces connexions authentiques, dépourvues de technologie, qui ont une valeur immense et sous-estimée dans nos vies.

Maintenant plus que jamais, il est essentiel de reconnaître et de traiter l'impact négatif potentiel que la technologie peut avoir sur notre santé mentale, nos relations et notre qualité de vie en général. C'est là que le concept de désintoxication numérique et de vie consciente entre en jeu. Ces idées nous offrent l'opportunité d'évaluer notre relation avec la technologie, de redéfinir nos priorités et d'investir dans des liens profondément significatifs, à la fois avec les autres et avec nous-mêmes.

Détox numérique

Une désintoxication numérique est la réduction intentionnelle ou la suppression complète des appareils électroniques et de la consommation numérique pendant une période prédéterminée. Cette pratique permet aux individus de se distancer du barrage de stimuli numériques et de se concentrer sur la reconnexion avec leur environnement, leurs pensées et leurs émotions. En nous accordant une pause dans le bruit constant du monde numérique, nous pouvons améliorer notre bien-être mental, augmenter notre concentration et notre productivité, et rétablir l'équilibre crucial qui fait souvent défaut dans nos vies.

Certains avantages potentiels d'une cure de désintoxication numérique comprennent :

- Niveaux de stress et d'anxiété réduits

- Amélioration des habitudes et de la qualité du sommeil
- Augmentation de la concentration et de la capacité d'attention
- Amélioration de la créativité et de la résolution de problèmes
- Amélioration de la santé physique et du bien-être
- Des relations personnelles renforcées

Vie consciente

Alors que la désintoxication numérique se concentre sur la suppression temporaire des influences numériques, la vie consciente est une approche à plus long terme pour atteindre l'équilibre et le bien-être dans nos vies. La pleine conscience est la pratique d'être pleinement présent dans l'instant, conscient de nos pensées, sentiments et sensations sans jugement. En intégrant la pleine conscience dans notre vie quotidienne, nous pouvons améliorer notre intelligence émotionnelle et notre capacité à gérer le stress, favoriser des liens plus profonds avec les autres et cultiver un plus grand sens de la conscience de soi.

Certaines stratégies pour intégrer une vie consciente dans votre vie comprennent :

- Pratiquer des exercices de méditation et de respiration profonde
- Cultiver la gratitude et exprimer son appréciation pour les petites choses
- Pratiquer des activités qui favorisent votre bien-être physique, émotionnel et mental
- Privilégier les interactions en face à face avec ses proches
- Fixer des limites à l'utilisation de la technologie et intégrer des périodes de désintoxication numérique

La combinaison de la désintoxication numérique et de la vie consciente offre une solution viable aux défis auxquels nous sommes confrontés dans notre monde moderne axé sur la technologie. En nous engageant à reconnaître le besoin d'équilibre dans nos vies, en évaluant notre dépendance personnelle à l'égard de la technologie et en pratiquant la pleine conscience, nous pouvons redécouvrir les liens humains essentiels qui donnent sens et épanouissement à nos vies.

L'influence écrasante de la technologie dans nos vies

Dans le monde numérique trépidant d'aujourd'hui, nous sommes constamment connectés et inondés d'informations. Du moment où nous nous réveillons jusqu'au moment où notre tête touche l'oreiller, nous avons accès à un flux infini d'informations, de divertissements et de communications. Cette connectivité constante a apporté de nombreux avantages et opportunités, mais elle a également introduit de nouveaux défis pour notre santé mentale et notre bien-être général. Alors que nous naviguons dans cette ère numérique, il devient de plus en plus important de reconnaître la nécessité d'une désintoxication numérique et de cultiver des pratiques de vie conscientes.

Les impacts négatifs de la surcharge numérique

La technologie a véritablement révolutionné nos vies, mais en même temps, notre dépendance à son égard a augmenté de façon exponentielle. Des études récentes ont montré qu'un temps d'écran excessif et une connexion constante à des appareils numériques peuvent avoir des conséquences négatives sur la santé, à la fois mentalement et physiquement.

- **Santé mentale :** Une exposition prolongée aux écrans et à la stimulation numérique a été associée à une augmentation des niveaux d'anxiété, de dépression et de stress. Cela peut être dû en partie à la nature des médias sociaux, où nous avons tendance à nous comparer aux autres, ou à la surstimulation et au bombardement constant d'informations.
- **Santé physique :** Un temps d'écran excessif peut également avoir des effets néfastes sur notre bien-être physique. Passer de nombreuses heures assis devant un écran peut contribuer à un mode de vie sédentaire, ce qui peut entraîner l'obésité, les maladies cardiaques et d'autres maladies chroniques. De plus, regarder les écrans pendant de longues périodes peut fatiguer nos yeux, provoquant fatigue, sécheresse et inconfort des yeux.
- **Qualité du sommeil :** notre exposition aux écrans, en particulier tard dans la nuit, peut interférer avec notre cycle veille-sommeil naturel, entraînant une mauvaise qualité du sommeil et des habitudes de sommeil perturbées. Selon des études, la lumière bleue émise par les écrans supprime la mélatonine, l'hormone qui régule le sommeil, ce qui rend difficile l'endormissement et le maintien du sommeil.
- **Relations :** une connectivité constante peut également affecter nos relations avec les autres. Au lieu d'avoir des interactions significatives en face à face, les gens ont souvent recours à l'envoi de SMS ou à la connexion via les réseaux sociaux. Ce manque d'interaction personnelle peut entraîner des sentiments de solitude et d'isolement, même si nous sommes apparemment plus connectés que jamais.

Retrouver l'équilibre : la détox numérique

Pour contrer ces effets négatifs et retrouver un équilibre dans nos vies, une digital detox est nécessaire. Une désintoxication numérique est l'acte intentionnel de se déconnecter des appareils numériques et de limiter le temps d'écran, permettant à notre esprit et à notre corps de se remettre d'une surcharge numérique. Il ne s'agit pas de s'abstenir complètement de la technologie, mais de développer une approche consciente et intentionnelle de notre utilisation des appareils numériques.

Lors d'une cure de désintoxication numérique, nous nous déconnectons de nos appareils et nous engageons dans des activités qui nourrissent notre bien-être, enrichissent nos relations et encouragent la croissance personnelle. Cela peut inclure passer du temps dans la nature, pratiquer la méditation, s'engager dans des activités créatives ou simplement avoir des conversations significatives et ininterrompues avec des êtres chers.

Adopter une vie consciente

La vie consciente est un élément essentiel d'une cure de désintoxication numérique, car elle nous encourage à être plus présents et intentionnels avec notre temps et notre énergie. En pratiquant la pleine conscience, nous pouvons mieux gérer notre consommation numérique et faire des choix plus conscients sur la façon dont nous interagissons avec la technologie.

Certains éléments clés de la vie consciente comprennent :

- **Établir des limites :** Établir des limites claires avec nos appareils peut grandement contribuer à promouvoir des habitudes plus saines. Cela peut signifier définir des heures désignées pour consulter les e-mails ou les réseaux sociaux, limiter le temps d'écran avant de se coucher ou planifier des périodes sans appareil pendant la journée.

- **Donner la priorité aux soins personnels :** à mesure que nous réduisons notre temps d'écran, il est essentiel de prendre soin de notre santé physique, émotionnelle et mentale. Cela peut impliquer de l'exercice, des loisirs créatifs, de la méditation ou d'autres activités qui favorisent notre bien-être.

- **Cultiver la gratitude :** Bien qu'il soit facile de se laisser prendre par les aspects négatifs de la technologie, la vie consciente implique également de reconnaître les façons positives dont elle enrichit nos vies. En exprimant notre gratitude pour les commodités et les opportunités offertes par la technologie, nous pouvons créer une perspective plus équilibrée.

En conclusion, l'intégration de pratiques de désintoxication numérique et de vie consciente dans notre routine peut nous aider à naviguer dans les complexités de l'ère numérique et à reprendre le contrôle de notre bien-être. En étant plus intentionnel avec notre temps, notre énergie et notre attention, nous pouvons créer une vie plus équilibrée et épanouissante dans ce monde constamment connecté.

L'ère numérique et notre dépendance excessive à la technologie

L'ère numérique a apporté une myriade d'avancées qui ont sans aucun doute rendu nos vies plus confortables, interconnectées et efficaces. Cependant, ce grand exploit pour l'humanité a également introduit plusieurs défis pour notre bien-être mental, émotionnel et physique. Notre dépendance à la technologie - smartphones, ordinateurs et divers gadgets - a modifié notre façon de vivre, de travailler, de communiquer et d'interagir avec les autres, ce qui rend de plus en plus difficile l'équilibre entre nos vies numériques et hors ligne.

Recevoir des notifications constantes, être toujours connecté et le phénomène répandu de FOMO (Fear Of Missing Out) ont conduit à un besoin compulsif de rester engagé avec nos appareils, en vérifiant et en mettant à jour en permanence nos statuts, e-mails, messages et présence sur les réseaux sociaux. Ce modèle laisse beaucoup de mal à trouver un équilibre sain et perpétue un réseau malsain d'engagement compulsif avec la technologie.

Les effets d'entraînement de la surutilisation de la technologie

La surutilisation de la technologie n'entraîne pas seulement une chute de la productivité et une augmentation de la procrastination ; ses effets sont plus profonds et peuvent avoir un impact sur une variété d'aspects de la vie qui sont essentiels à notre bien-être.

1. **Santé mentale :** être constamment connecté par le biais d'écrans peut accroître les sentiments d'anxiété, de dépression et de solitude. Se comparer aux autres sur les réseaux sociaux et rechercher la validation par le biais des «j'aime» peut affecter négativement l'estime de soi, exacerber une faible estime de soi et même conduire à un sentiment d'isolement du monde réel.
2. **Santé physique :** des heures collés aux écrans signifient des heures d'inactivité, et un mode de vie inactif peut contribuer à plusieurs problèmes de santé, notamment l'obésité, les maladies

cardiovasculaires et les problèmes musculo-squelettiques. De plus, un temps d'écran excessif peut avoir des effets néfastes sur le sommeil, ce qui peut avoir un effet boule de neige sur notre bien-être général.

3. **Relations :** notre dépendance aux écrans peut créer de la distance lorsque nous remplaçons la communication en face à face par des échanges numériques. Ce détachement de la réalité peut rendre plus difficile la promotion de l'empathie, de l'écoute active et des relations de qualité.

4. **Équilibre travail-vie personnelle :** S'efforcer de fixer des limites et d'atteindre un équilibre travail-vie personnelle peut entraîner un épuisement professionnel, une efficacité réduite et éventuellement une insatisfaction au travail. La surutilisation de la technologie entrave notre capacité à nous déconnecter des obligations professionnelles pendant le temps personnel et à donner à notre esprit la pause qu'il mérite.

5. **Attention et concentration :** le multitâche entre différents canaux et appareils numériques peut éroder notre capacité à concentrer notre attention. Cette approche dispersée a un impact persistant sur notre capacité à nous concentrer sur les tâches à accomplir, entravant finalement nos performances cognitives, académiques et professionnelles.

Digital Detox et Mindful Living : une solution potentielle

La réponse à ces problèmes réside dans la réalisation que nous pouvons prospérer à l'ère numérique tout en nous engageant dans l'idée de la désintoxication numérique et de la vie consciente, où nous faisons consciemment un effort pour nous déconnecter périodiquement de nos appareils et nous engager dans notre environnement réel.

La désintoxication numérique ne consiste pas à rejeter complètement la technologie, mais plutôt à intégrer consciencieusement l'utilisation de la technologie dans notre vie quotidienne. Il s'agit de fixer des limites claires, de faire des pauses dans les distractions numériques et de donner la priorité aux soins personnels et aux véritables liens avec les autres.

En incorporant des désintoxications numériques dans nos vies, nous pouvons commencer à reconstruire un sens de l'équilibre et créer un espace pour la pleine conscience, la réflexion et la découverte de soi. La vie consciente nécessite d'être en contact avec notre vie intérieure, de devenir présent et d'apprécier le moment présent, et de nous donner l'opportunité de nous déconnecter du monde numérique afin que nous puissions nous occuper de nos besoins, désirs et contemplations de la vie réelle.

Dans les chapitres suivants, nous approfondirons les dangers potentiels de nos vies numériques et vous guiderons dans votre participation à une désintoxication numérique en mettant en évidence plusieurs méthodes pratiques, habitudes et adaptations de style de vie que vous pouvez intégrer pour parvenir à une relation plus saine avec la technologie. Ces changements vous permettront en fin de compte de profiter des avantages de l'ère numérique tout en maintenant votre bien-être mental, émotionnel et physique. Il est maintenant temps de débrancher et d'entrer dans une vie plus consciente et équilibrée.

1.1 Comprendre le monde numérique et ses effets sur nos vies

Alors que nous entrons dans le 21e siècle, nos vies sont de plus en plus étroitement liées au monde numérique ; parfois, on a l'impression de vivre dans un état constant de connexion avec nos appareils. Les smartphones, les tablettes et les ordinateurs font partie de notre routine quotidienne, nous offrant une pléthore d'informations à portée de main, nous permettant de travailler plus efficacement et de rester en contact avec notre famille, nos amis et nos collègues partout dans le monde. Mais si la technologie a sans aucun doute changé notre façon de vivre et de communiquer, elle est également pleine de dangers potentiels pour notre bien-être émotionnel, mental et physique.

1.1.1 La surcharge numérique

À une époque où nous avons des possibilités illimitées de communication et d'interaction sociale, il est étonnamment facile de se perdre dans le monde numérique, ce qui conduit à ce que l'on peut appeler une « surcharge numérique » - un phénomène marqué par un afflux constant d'informations, l'interminable besoin de rester à jour sur les réseaux sociaux et une liste sans cesse croissante d'e-mails non lus. Cette surcharge numérique a entraîné un sentiment constant de stress, d'anxiété et de fatigue chez les adultes et les enfants, conduisant à un sentiment d'être submergé par l'avalanche numérique qui a apparemment envahi nos vies.

Le barrage constant d'informations et la nécessité de suivre tout ce qui se passe dans le monde en ligne ne sont pas seulement mentalement épuisants, mais peuvent également nous laisser émotionnellement insatisfaits. Des études ont montré que des comparaisons irréalistes avec d'autres sur les plateformes de médias sociaux peuvent conduire à des sentiments d'inadéquation et de mécontentement, affectant notre estime de soi et, dans certains cas, peuvent même conduire à la dépression.

La connectivité constante a également perturbé nos habitudes de sommeil, entraînant de l'insomnie et d'autres problèmes liés au sommeil. La lumière bleue émise par les écrans supprime la production de mélatonine, l'hormone qui contrôle nos cycles de sommeil et d'éveil. En conséquence, la qualité du sommeil est diminuée, nous laissant une sensation de fatigue perpétuelle et incapable de nous concentrer pleinement sur les tâches à accomplir.

1.1.2 L'impact sur les relations et les compétences sociales

Notre dépendance numérique a non seulement modifié la façon dont nous interagissons avec nos appareils, mais aussi les uns avec les autres. Les SMS, les e-mails et la messagerie instantanée ont considérablement réduit les conversations en face à face - autrefois les éléments constitutifs des relations interpersonnelles. Cette érosion de la communication personnelle a conduit à une société où les individus se sentent souvent déconnectés et seuls, même lorsqu'ils sont entourés de personnes physiquement présentes.

Les enfants qui grandissent à l'ère numérique sont particulièrement sensibles à ce changement car ils n'ont jamais connu une époque sans connectivité constante. Par conséquent, ils peuvent manquer de compétences sociales essentielles, telles que l'empathie et la capacité de tenir une conversation, qui sont nécessaires pour développer et maintenir des relations personnelles saines.

1.1.3 Le besoin de désintoxication numérique et de vie consciente

Avec ces conséquences alarmantes qui se font lentement sentir, il est devenu essentiel pour les individus de se déconnecter de leurs appareils numériques et de se connecter avec eux-mêmes et les gens qui les entourent. C'est là qu'intervient le concept de "Digital Detox" - une période de déconnexion des appareils numériques dans le but de réduire le stress et de se concentrer sur d'autres aspects de la vie.

Établir un plan de désintoxication numérique bien équilibré et intégrer des pratiques de vie conscientes dans notre vie quotidienne aide non seulement à se libérer de l'emprise implacable du monde numérique, mais favorise également une relation plus épanouissante avec nous-mêmes, les autres et le monde réel qui nous entoure .

Dans les chapitres qui suivent, nous discuterons de différentes méthodes de mise en œuvre d'une désintoxication numérique, telles que la définition de limites pour l'utilisation des appareils et l'établissement de routines et de rituels qui aident à réduire le temps d'écran. De plus, nous approfondirons la pratique de la vie consciente, qui consiste à devenir plus présent, conscient de soi et concentré sur tous les aspects de notre vie.

Ce voyage de désintoxication numérique et de vie consciente est en cours ; parfois, cela peut être difficile, mais les récompenses d'une meilleure santé mentale, émotionnelle et physique, associées à de meilleures relations et à une meilleure qualité de vie, en valent la peine.

À travers les pages de "Unplug : A Guide to Digital Detox and Mindful Living", nous espérons vous aider à trouver un équilibre entre le monde numérique et le monde réel, en vous encourageant à adopter l'art de vous déconnecter et de vous reconnecter avec ce qui compte vraiment.

2. Comprendre la surcharge numérique : signes et symptômes

2.1 Reconnaître les signes et les symptômes de la surcharge numérique

Alors que nos vies numériques continuent de gagner en importance, il est nécessaire que nous apprenions à équilibrer nos vies en ligne et hors ligne. L'une des clés pour y parvenir est de comprendre quand vous avez atteint le point de surcharge numérique. La surcharge numérique est un phénomène dans lequel un individu devient mentalement, émotionnellement et/ou physiquement épuisé en raison d'une utilisation excessive d'appareils numériques ou d'activités en ligne.

Les signes et les symptômes de la surcharge numérique peuvent se manifester de plusieurs façons, affectant non seulement notre qualité de vie, mais aussi nos relations et notre santé en général. Pour vous aider à reconnaître les signes de surcharge numérique en vous et dans votre entourage, nous avons compilé ci-dessous une liste de symptômes courants :

2.1.1 Symptômes physiques

- **Fatigue oculaire** : Un temps d'écran excessif peut provoquer une sécheresse, une irritation et une fatigue oculaire. Si vous ressentez ces symptômes, il est important de faire des pauses fréquentes et de pratiquer la règle 20-20-20 (toutes les 20 minutes, regardez quelque chose à 20 pieds pendant 20 secondes).

- **Douleurs au cou, au dos et aux épaules** : regarder constamment vos appareils vers le bas peut entraîner une mauvaise posture, ce qui peut provoquer une gêne et des tensions dans le cou, le dos et les épaules.
- **Syndrome du canal carpien** : L'utilisation excessive d'appareils numériques peut fatiguer les poignets et provoquer le syndrome du canal carpien, une affection douloureuse causée par la compression du nerf médian du poignet.
- **Troubles du sommeil** : une exposition fréquente aux écrans, en particulier près de l'heure du coucher, peut interférer avec les habitudes de sommeil, entraînant un sommeil de mauvaise qualité ou insuffisant.

2.1.2 Symptômes émotionnels

- **Anxiété et dépression** : une dépendance excessive aux appareils numériques et aux médias sociaux peut contribuer à des sentiments d'anxiété et de dépression, car vous pouvez devenir trop préoccupé par le maintien de votre image en ligne ou par la vie des autres.
- **Sautes d'humeur** : L'utilisation excessive de la technologie peut entraîner de l'irritabilité et des sautes d'humeur, souvent dues à une stimulation excessive ou à un manque d'interaction sociale de qualité.
- **Diminution de l'estime de soi** : Se comparer constamment aux autres sur les réseaux sociaux ou avoir l'impression de ne pas respecter une norme idéalisée peut entraîner un sentiment d'inadéquation et une diminution de l'estime de soi.
- **Sensation of Missing Out (FOMO)** : la peur de manquer des activités ou des expériences vécues par d'autres personnes peut entraîner du stress et de

l'anxiété, ce qui vous amène à passer plus de temps sur vos appareils pour rester à jour.

2.1.3 Symptômes mentaux

- **Durée d'attention réduite** : la surstimulation provenant de plusieurs sources de médias numériques peut entraîner des difficultés à se concentrer sur des tâches pendant de longues périodes.
- **Problèmes de mémoire** : Une forte dépendance aux appareils numériques peut nuire à la rétention de la mémoire, car nous ne sommes souvent pas pleinement engagés dans des expériences lorsque nous sommes préoccupés par nos appareils.
- **Fatigue décisionnelle** : Faire des choix dans un monde dominé par des options numériques sans fin peut épuiser nos capacités mentales, entraînant une fatigue décisionnelle et une incapacité à penser de manière critique et à faire des choix optimaux.

2.1.4 Symptômes sociaux et comportementaux

- **Isolement accru** : L'utilisation excessive d'appareils peut rendre difficile le maintien de relations significatives, entraînant une augmentation des sentiments d'isolement et de solitude.
- **Dépendance aux appareils** : se fier aux gadgets pour faire face à l'ennui ou pour échapper aux facteurs de stress quotidiens peut entraîner une dépendance malsaine, ce qui rend difficile la pratique d'activités qui n'impliquent pas d'écran.
- **Négliger les responsabilités personnelles** : Lorsque les expériences numériques deviennent plus

importantes que les responsabilités personnelles, c'est un signe clair de surcharge numérique.

Comprendre ces signes et symptômes est la première étape vers une désintoxication numérique intentionnelle et une vie consciente. Savoir quand vous ou quelqu'un qui vous est cher souffre d'une surcharge numérique ouvre la voie à des changements bénéfiques dans les habitudes quotidiennes et à la création d'un mode de vie plus équilibré et plus sain. N'oubliez pas que la clé n'est pas d'éliminer complètement la technologie de votre vie, mais d'établir une relation plus saine avec elle.

2.1 Reconnaître les signes et les symptômes de la surcharge numérique

La surcharge numérique, également appelée fatigue numérique ou burnout numérique, est un phénomène contemporain qui touche aujourd'hui un grand nombre de personnes. Avant de discuter des stratégies de débranchement et de désintoxication des médias numériques, il est essentiel d'apprendre à identifier les signes avant-coureurs et les symptômes d'une consommation excessive de médias numériques. En comprenant ces signes, vous pouvez mieux prendre soin de votre santé mentale, émotionnelle et physique.

A. Symptômes physiques

Voici quelques-uns des symptômes physiques les plus courants que vous pourriez rencontrer en raison d'une surcharge numérique :

1. **Fatigue oculaire et inconfort** : Passer de longues périodes à regarder des écrans peut causer de

l'inconfort, de la sécheresse et de la fatigue oculaire. Cette condition est parfois appelée syndrome de vision par ordinateur ou fatigue oculaire numérique.

2. **Maux de tête** : Regarder les écrans pendant de longues périodes peut entraîner des maux de tête, des migraines ou même l'exacerbation de maux de tête préexistants.

3. **Douleurs au cou, au dos et aux épaules** : rester sédentaire ou maintenir une mauvaise posture lors de l'utilisation d'appareils numériques peut entraîner des douleurs au cou, au dos et aux épaules.

4. **Troubles du sommeil** : Une exposition excessive aux écrans, en particulier avant le coucher, peut interrompre votre cycle de sommeil et entraîner des insomnies ou une mauvaise qualité du sommeil.

5. **Syndrome du canal carpien** : Des mouvements répétitifs comme taper ou balayer sur vos appareils peuvent entraîner le syndrome du canal carpien, une affection qui provoque des douleurs aux mains, des picotements et des engourdissements.

B. Symptômes émotionnels et mentaux

La surcharge numérique peut également avoir un impact négatif sur votre bien-être mental et émotionnel. Les signes avant-coureurs comprennent :

1. **Anxiété et stress** : La connectivité constante et la nature toujours active de la technologie numérique peuvent être une source d'anxiété et de stress. Cela peut créer un sentiment d'urgence de toujours vérifier les messages et les notifications, vous laissant dans un état de tension continu.

2. **Dépression** : Des études montrent une corrélation entre une utilisation élevée des médias sociaux et la dépression. Comparer sa vie aux moments forts des

autres peut entraîner une baisse de l'estime de soi et un sentiment accru de doute de soi.

3. **Diminution de la mémoire et de la capacité d'attention** : le fait de basculer continuellement entre les tâches et les appareils peut affecter votre capacité à vous concentrer sur une tâche à la fois. Une dépendance excessive aux outils numériques pour la mémoire peut également nuire à votre capacité naturelle à vous rappeler des informations sans assistance.

4. **Isolement social et solitude** : Une consommation excessive de médias numériques se fait souvent au détriment de la communication en face à face et peut contribuer à un sentiment de déconnexion des autres.

5. **Comportement addictif** : L'accès constant à l'information, aux divertissements, aux jeux et aux réseaux sociaux peut alimenter des sentiments d'addiction, car le cerveau devient accro aux petites doses de plaisir générées par ces activités.

C. Symptômes comportementaux

Lorsque la surcharge numérique n'est pas contrôlée, elle peut entraîner divers changements de comportement, tels que :

1. **Procrastination** : L'accès constant aux appareils numériques peut faciliter le report des tâches au profit de la consultation des médias sociaux ou des jeux sur votre appareil.

2. **Multitâche** : L'attrait des médias numériques peut conduire à des comportements multitâches, comme consulter les réseaux sociaux ou les e-mails tout en travaillant ou même utiliser votre smartphone pendant les conversations ou les repas.

3. **Négliger ses responsabilités personnelles** : Les comportements addictifs entourant la technologie numérique peuvent vous amener à négliger des aspects essentiels de votre vie, tels que les relations, le travail ou les soins personnels.
4. **Prise de décision et résolution de problèmes altérées** : Un afflux constant d'informations et de distractions peut nuire à votre capacité à prendre des décisions complexes et à réfléchir de manière critique aux problèmes.

Conclusion

Identifier les signes et les symptômes de la surcharge numérique est une première étape importante pour reprendre le contrôle de votre vie et trouver le bon équilibre entre l'utilisation de la technologie et une vie consciente. En prenant conscience de la façon dont les médias numériques affectent votre bien-être, vous pouvez prendre des décisions éclairées sur le moment et la manière de vous déconnecter, en vous donnant l'espace nécessaire à la croissance personnelle et à l'autoréflexion. Dans les sections suivantes de ce livre, nous explorerons des stratégies pratiques de désintoxication numérique et de vie consciente qui vous aideront à mieux gérer votre consommation de médias numériques et à créer une vie plus équilibrée et épanouissante.

2.1 Reconnaître les signes et les symptômes de la surcharge numérique

Avant de plonger dans les éléments pratiques d'une désintoxication numérique, il est essentiel d'explorer et de comprendre les signes et les symptômes de la surcharge numérique. Savoir à quel moment vous avez franchi la ligne des mauvaises habitudes d'utilisation d'Internet vous permettra d'agir en conséquence et de reprendre le contrôle de votre vie numérique. Dans cette sous-section, nous décomposerons certains signes et symptômes courants de la surcharge numérique, afin que vous puissiez évaluer votre propre relation avec la technologie.

2.1.1 Symptômes physiques

La surcharge numérique peut avoir un impact notable sur votre santé physique. Passer trop de temps à regarder des écrans ou à faire des mouvements répétitifs peut entraîner une gamme de symptômes physiques. Faites attention aux éléments suivants :

- **Fatigue oculaire et inconfort** : Le fait de regarder des écrans pendant des périodes prolongées peut entraîner une fatigue oculaire numérique ou *un syndrome de vision par ordinateur* . Les symptômes comprennent la sécheresse, les démangeaisons et l'inconfort des yeux.
- **Douleurs au cou, au dos et aux épaules** : rester assis pendant de longues périodes devant vos appareils, en particulier avec une mauvaise posture, peut entraîner des problèmes musculo-squelettiques, notamment des douleurs au cou, au dos et aux épaules.
- **Douleur à la main et au poignet** : Une saisie excessive au clavier ou l'utilisation d'une souris peuvent causer des lésions de stress répétitives aux tendons, aux nerfs et à d'autres tissus mous de la main et du poignet. Ces conditions sont collectivement connues sous le nom *de troubles traumatiques cumulatifs* et comprennent le syndrome du canal carpien, la tendinite et la ténosynovite.

- **Fatigue** : Passer trop de temps à utiliser vos appareils numériques peut entraîner une activité physique réduite et une mauvaise qualité de sommeil, entraînant une fatigue et une léthargie générales.

2.1.2 Symptômes émotionnels et psychologiques

La surcharge numérique n'a pas seulement un impact sur le corps ; cela peut aussi affecter profondément notre bien-être émotionnel et psychologique. Certains symptômes émotionnels courants de la surcharge numérique comprennent :

- **Anxiété** : Le barrage constant d'informations, de notifications et d'obligations sociales perçues peut vous laisser submergé et anxieux.
- **Dépression** : Passer trop de temps sur les réseaux sociaux, en particulier, a été lié à des sentiments d'inadéquation, d'isolement social et de dépression.
- **FOMO** : Fear of Missing Out (FOMO) est un terme utilisé pour décrire l'expérience de sentir que d'autres peuvent avoir des expériences plus épanouissantes ou s'engager dans des activités plus souhaitables socialement, ce qui peut créer un sentiment d'anxiété et d'insatisfaction.
- **Diminution de l'estime de soi** : Se comparer aux autres sur les réseaux sociaux et autres plateformes numériques peut éroder notre estime de soi au fil du temps.
- **Culpabilité et honte** : Le temps passé sans réfléchir à faire défiler, à jouer ou à s'engager dans d'autres activités numériques peut entraîner des sentiments de culpabilité et de honte à propos de l'utilisation improductive du temps et de la négligence qui en résulte pour d'autres domaines de la vie.

2.1.3 Symptômes cognitifs

La surcharge numérique peut également interférer avec notre fonctionnement cognitif, notre capacité à penser, à apprendre et à résoudre des problèmes. Faites attention à ces signes :

- **Durée d'attention réduite** : La gratification instantanée fournie par les appareils numériques peut contribuer à une durée d'attention considérablement réduite, ce qui rend difficile la concentration sur des tâches pendant de longues périodes.
- **Problèmes de mémoire** : Notre dépendance aux outils numériques pour stocker et rappeler des informations peut conduire à un phénomène appelé *amnésie numérique* , où nous devenons de plus en plus dépendants d'appareils externes pour notre stockage de mémoire, entraînant une diminution de la capacité de rétention des informations.
- **Prise de décision altérée** : L'exposition constante à l'information et la nécessité de prendre des décisions en une fraction de seconde lors de l'utilisation d'appareils numériques peuvent entraîner une surcharge cognitive, altérant notre capacité à prendre des décisions judicieuses.

2.1.4 Symptômes sociaux

Nos relations et nos vies sociales peuvent également souffrir de la surcharge numérique. Certains symptômes sociaux courants incluent :

- **Isolement social** : Lorsque les appareils numériques deviennent une partie importante de votre vie sociale, vous pouvez vous retrouver à opter pour des interactions en ligne plutôt que des expériences en face à face, ce qui entraîne un sentiment d'isolement social.

- **Négligence des relations personnelles** : Le temps passé sur les appareils numériques peut interférer avec le maintien des relations personnelles, entraînant des frictions et de l'insatisfaction dans les relations.
- **Problèmes de communication** : Une dépendance excessive à la communication numérique peut limiter notre capacité à engager des conversations significatives, contribuer à des malentendus et avoir un impact négatif sur nos compétences interpersonnelles.

Si vous reconnaissez plusieurs de ces signes et symptômes dans votre propre vie, il est peut-être temps de regarder de plus près votre relation avec la technologie numérique. Bien que la gravité de ces symptômes puisse varier d'une personne à l'autre, l'objectif ultime est de trouver l'équilibre et la modération dans nos vies numériques.

2.1 Identifier les signes et les symptômes de la surcharge numérique

La surcharge numérique, également appelée surcharge d'informations ou stress technologique, est le sentiment d'être submergé par l'afflux constant d'informations numériques et les demandes sans fin imposées à notre attention par la technologie. Elle est devenue de plus en plus omniprésente dans notre vie quotidienne, mais la plupart des gens ne reconnaissent pas les signes et les symptômes suffisamment tôt pour prendre des mesures préventives. Comprendre les signes et symptômes courants de la surcharge numérique est la première étape pour y remédier et retrouver un sentiment d'équilibre dans nos vies.

2.1.1 Symptômes physiques de la surcharge numérique

La surcharge numérique peut se manifester par divers symptômes physiques, car l'engagement constant avec la technologie entraîne des tensions dans le corps. Certains symptômes physiques courants incluent :

- **Fatigue oculaire et inconfort** : Regarder les écrans pendant des heures peut provoquer ce que l'on appelle le syndrome de la vision par ordinateur ou la fatigue oculaire numérique. Les symptômes comprennent une gêne oculaire, une vision floue, une sécheresse ou des rougeurs et même des maux de tête.
- **Douleurs au cou et aux épaules** : Se pencher sur les ordinateurs portables, les tablettes et les smartphones met à rude épreuve le cou et les épaules. Cette mauvaise posture peut entraîner des douleurs chroniques et même des lésions nerveuses à long terme.
- **Mal de dos** : rester assis pendant de longues périodes et avoir une mauvaise posture lors de l'utilisation d'appareils électroniques peut entraîner des douleurs au bas du dos et des problèmes de colonne vertébrale.
- **Syndrome du canal carpien** : les efforts répétitifs sur les poignets et les mains dus à la frappe et au défilement peuvent provoquer le syndrome du canal carpien, une affection caractérisée par des picotements, des engourdissements ou des douleurs dans les doigts et la main.
- **Troubles du sommeil** : Un temps d'écran excessif, notamment le soir ou avant de se coucher, perturbe la production de mélatonine, une hormone qui régule le sommeil. En conséquence, cela peut entraîner des

difficultés à s'endormir, à rester endormi ou à obtenir un sommeil réparateur et de qualité.

2.1.2 Symptômes émotionnels de la surcharge numérique

La surcharge numérique n'a pas seulement un impact sur notre santé physique ; cela peut aussi faire des ravages sur notre bien-être émotionnel. Les symptômes émotionnels courants incluent :

- **Anxiété et stress accrus** : la vérification constante des messages, des médias sociaux et des notifications de ping peut entraîner une anxiété et des niveaux de stress accrus, car il devient difficile de se détendre et de se déconnecter du monde numérique.
- **Peur de passer à côté (FOMO)** : Être connecté en permanence peut conduire à une peur irrationnelle de passer à côté de quelque chose d'important ou d'intéressant, provoquant de l'anxiété et une pression sociale pour suivre le flux constant d'informations.
- **Sautes d'humeur** : L'exposition à un flot incessant d'informations et de contenu chargé d'émotion peut entraîner des sautes d'humeur, ce qui rend difficile le maintien d'un état émotionnel constant.
- **Dépression** : Des études ont établi un lien entre l'utilisation excessive d'Internet et la dépression, car nous comparer constamment aux autres via les médias sociaux peut entraîner un sentiment d'inadéquation et une baisse de l'estime de soi.
- **Diminution de l'intelligence émotionnelle** : Le recours à la technologie pour la communication peut entraîner une diminution de l'intelligence émotionnelle, car nous devenons moins attentifs aux émotions des autres et avons du mal à nous exprimer efficacement dans les interactions en face à face.

2.1.3 Symptômes cognitifs de la surcharge numérique

Notre cerveau n'est pas à l'abri des effets de la surcharge d'informations et des symptômes cognitifs peuvent résulter d'une utilisation excessive de la technologie :

- **Durée d'attention réduite** : Une exposition répétée à l'environnement numérique en évolution rapide peut entraîner une diminution de notre capacité à nous concentrer et à nous concentrer pendant de longues périodes.
- **Mémoire altérée** : L'afflux constant d'informations et le recours à la technologie pour conserver les connaissances peuvent entraîner une diminution de notre capacité à nous souvenir et à retenir de nouvelles informations.
- **Dépendance au multitâche** : Jongler avec plusieurs tâches et basculer continuellement entre les appareils et les plates-formes peut entraîner un besoin compulsif de multitâche, même au détriment de la productivité et de l'efficacité.
- **Fatigue décisionnelle** : Alors que notre cerveau est bombardé de choix et de décisions sans fin en raison de la surcharge numérique, il devient plus difficile de porter des jugements judicieux et de hiérarchiser efficacement les tâches.

2.1.4 Symptômes sociaux de la surcharge numérique

La surcharge numérique peut également avoir des effets négatifs sur nos vies sociales et nos relations :

- **Isolement social** : une utilisation excessive de la technologie peut entraîner un isolement social, car les gens privilégient les interactions numériques par rapport aux relations en face à face.

- **Diminution de l'empathie** : Lorsque nous dépendons de la technologie pour communiquer, cela peut entraîner une altération des compétences empathiques, car nous sommes moins exposés aux signaux non verbaux et aux expressions émotionnelles authentiques.
- **Incapacité à s'engager dans des conversations approfondies** : une exposition constante à des communications numériques superficielles et brèves peut rendre difficile l'engagement dans des conversations significatives et approfondies avec les autres.

Comprendre les différents signes et symptômes de la surcharge numérique est la première étape pour agir, fixer des limites et reprendre le contrôle de nos vies numériques. Reconnaître ces symptômes en nous-mêmes et chez les autres nous permet de cultiver des relations plus saines avec la technologie et de vivre des vies plus conscientes et équilibrées.

2.1 Reconnaître les signes et les symptômes de la surcharge numérique

Lorsque nous sommes constamment connectés à des appareils numériques, nous ignorons ou négligeons souvent l'impact négatif qu'ils ont sur notre santé mentale, émotionnelle et physique. Il est essentiel de reconnaître les signes et les symptômes de la surcharge numérique afin de prendre les mesures appropriées vers un mode de vie plus sain. Les sous-sections suivantes détaillent certains des principaux signes et symptômes de la surcharge numérique, ainsi que des stratégies pour les reconnaître et les traiter.

2.1.1 Signes mentaux et émotionnels

1. Augmentation du stress et de l'anxiété

La consommation rapide d'informations, les distractions constantes et un sentiment d'urgence et d'immédiateté sans fin contribuent à augmenter les niveaux de stress et d'anxiété.

2. Fatigue mentale et burn-out

Les heures passées devant un écran, ainsi que le multitâche incessant, mettent à rude épreuve nos fonctions cognitives, entraînant une fatigue mentale et un éventuel épuisement professionnel.

3. Capacité d'attention réduite

Notre dépendance aux appareils numériques pour la distraction et le divertissement a entraîné une concentration réduite et une capacité réduite à se concentrer sur une seule tâche pendant de longues périodes.

4. Déconnexion émotionnelle

La surutilisation des appareils numériques peut entraîner un manque de liens significatifs et d'interactions en face à face avec les autres, entraînant un sentiment d'isolement et de solitude.

2.1.2 Signes physiques

1. Fatigue oculaire et inconfort

De longues durées d'écran exposent nos yeux à la lumière bleue, ce qui peut provoquer une fatigue oculaire, des yeux secs et une gêne.

2. Mauvaise posture et douleurs musculo-squelettiques

Les heures passées à se pencher sur les ordinateurs portables, à regarder les smartphones et à se pencher sur les tablettes peuvent entraîner une mauvaise posture et contribuer aux douleurs au cou, au dos et aux épaules.

3. Des habitudes de sommeil perturbées

L'exposition à la lumière bleue des écrans supprime la production de mélatonine, ce qui peut entraîner des difficultés d'endormissement, des troubles du sommeil et une diminution de la qualité du sommeil.

4. Activité physique réduite

Une augmentation du temps passé devant un écran est souvent corrélée à une diminution des activités physiques, contribuant à un mode de vie sédentaire et, par conséquent, à des effets négatifs sur la santé.

2.1.3 Signes sociaux et de style de vie

1. Interactions dépendantes de l'appareil

Vérifier et répondre constamment aux notifications ou aux messages pendant les interactions sociales peut montrer un manque d'engagement et entraver le flux naturel des conversations.

2. Vérification compulsive des appareils

Ressentir le besoin constant de vérifier les téléphones ou autres appareils numériques, même lorsqu'on n'attend pas de messages importants, indique une dépendance malsaine à la stimulation numérique.

3. Peur de rater quelque chose (FOMO)

Vérifier constamment les mises à jour des médias sociaux et comparer nos vies avec les autres peut conduire à FOMO, provoquant anxiété, dépression et insatisfaction vis-à-vis de sa propre vie.

4. Évasion

L'utilisation d'appareils numériques pour éviter des pensées, des sentiments ou des situations désagréables pourrait être le signe d'une dépendance numérique et d'une dépendance malsaine aux distractions virtuelles.

2.1.4 Identifier vos signes d'avertissement personnels

Afin de reconnaître et de traiter efficacement la surcharge numérique, il est important d'identifier vos propres signes avant-coureurs personnels. Ceux-ci peuvent différer d'une personne à l'autre, mais les signaux communs incluent :

- Pensées persistantes sur la vérification de vos appareils
- Irritabilité ou anxiété lorsque vous ne pouvez pas accéder à vos appareils
- Utiliser vos appareils dans des situations où ce n'est pas approprié ou sûr
- Négliger les relations personnelles, les soins personnels ou les tâches importantes au profit du temps passé sur les appareils

Être conscient de ces signes et symptômes est la première étape pour réduire la dépendance numérique et promouvoir un mode de vie plus sain et conscient.

2.2 Stratégies de gestion de la surcharge numérique

Une fois que vous avez identifié les signes et les symptômes de la surcharge numérique, il est temps de mettre en place des stratégies pour réduire votre dépendance aux appareils numériques et mener une vie plus équilibrée :

1. Planifiez du temps sans appareil

Établir des heures précises chaque jour ou chaque semaine pour les activités sans appareil peut vous aider à vous déconnecter et à vous concentrer sur d'autres aspects de votre vie.

2. Définissez des limites d'application sur vos appareils

Utilisez les fonctionnalités intégrées de vos appareils ou téléchargez des applications pour limiter le temps passé sur les sites de médias sociaux, les jeux ou d'autres activités chronophages.

3. Pratiquez des activités physiques régulières

L'intégration de l'exercice physique dans votre routine quotidienne peut réduire les effets négatifs sur la santé de la surcharge numérique et vous aider à maintenir un bien-être physique général.

4. Pratiquez des techniques de pleine conscience

Apprendre et pratiquer des techniques de pleine conscience, telles que la méditation, la respiration profonde ou la journalisation, peut aider à atténuer l'anxiété, le stress et la déconnexion émotionnelle causés par la surcharge numérique.

N'oubliez pas qu'une désintoxication numérique ne consiste pas à éliminer complètement les appareils numériques de votre vie, mais plutôt à trouver un équilibre, à favoriser une vie consciente et à développer des relations plus saines avec la technologie.

3. La science derrière la dépendance numérique et son impact sur le bien-être

La science derrière la dépendance numérique et son impact sur le bien-être

La dépendance numérique, également appelée dépendance à Internet ou dépendance à la technologie, est un phénomène relativement nouveau qui est apparu alors que notre société devient de plus en plus dépendante des smartphones, des ordinateurs et d'autres appareils électroniques. Cette sous-section plongera dans la science derrière la dépendance numérique et discutera de l'impact de ce problème croissant sur le bien-être individuel et sociétal.

Comprendre le système de récompense du cerveau

Pour comprendre la dépendance numérique, nous devons d'abord comprendre le système de récompense du cerveau, en particulier le rôle de la dopamine. La dopamine est un neurotransmetteur qui joue un rôle essentiel dans les comportements de recherche de récompense et la sensation globale de plaisir. La dopamine est libérée en réponse à une gamme de stimuli - de la nourriture et des drogues aux interactions sociales - et nous aide à décider de poursuivre ou non ces stimuli à nouveau.

De nombreuses activités en ligne, telles que faire défiler les réseaux sociaux, regarder des vidéos ou jouer à des jeux vidéo, ont été conçues pour offrir des récompenses intermittentes et imprévisibles, similaires au mécanisme des machines à sous dans les jeux de hasard. Le résultat est que le système dopaminergique du cerveau est activé, renforçant notre désir de continuer à nous engager dans ces activités. Au fil du temps, cela peut conduire à une dépendance numérique, parfois appelée "dépendance comportementale en ligne".

L'impact de la dépendance numérique sur la santé mentale

La dépendance numérique peut avoir un impact substantiel sur la santé mentale d'un individu. La recherche a établi un lien entre l'utilisation excessive d'Internet et divers problèmes psychologiques, tels que l'anxiété, la dépression, la solitude et les problèmes d'attention. En plus des conséquences directes de la dépendance numérique, de nombreuses études ont rapporté que les personnes qui passent trop de temps en ligne peuvent également négliger d'importantes responsabilités personnelles, sociales et professionnelles.

L'une des principales raisons pour lesquelles la dépendance numérique a un impact si profond sur la santé mentale est qu'elle peut créer un cycle négatif de renforcement. Par exemple, certaines personnes peuvent initialement se tourner vers des activités en ligne pour faire face au stress, à la solitude ou à l'anxiété. Cependant, au fil du temps, leur dépendance aux appareils numériques peut rendre de plus en plus difficile pour eux de se désengager de ces activités et de s'attaquer aux causes sous-jacentes de leur détresse émotionnelle.

L'impact de la dépendance numérique sur la santé physique

La santé physique peut également souffrir en raison de la dépendance numérique. L'utilisation excessive d'appareils électroniques peut conduire à un mode de vie sédentaire, entraînant un risque accru d'obésité, de diabète et de maladies cardiovasculaires. De plus, l'utilisation constante des smartphones et des écrans d'ordinateur peut affecter négativement les habitudes de sommeil, entraînant de l'insomnie et une foule d'autres problèmes liés au sommeil.

Compte tenu du temps que de nombreuses personnes passent sur leurs appareils, les effets potentiellement nocifs de l'exposition à la lumière bleue des écrans suscitent également une inquiétude croissante. Il a été démontré que ce type de lumière supprime la production de mélatonine, une hormone responsable de la régulation des cycles veille-sommeil. Par conséquent, les personnes qui passent trop de temps sur leurs appareils - en particulier le soir - peuvent avoir plus de difficulté à s'endormir et à maintenir une bonne qualité de sommeil.

Le rôle du FOMO et de la comparaison sociale

La peur de passer à côté (FOMO) et la comparaison sociale sont des facteurs supplémentaires qui contribuent à la dépendance numérique et à son impact sur le bien-être. Le barrage constant d'informations et de mises à jour de nos appareils numériques peut nous donner l'impression de manquer constamment quelque chose d'important, ce qui nous pousse à vérifier nos appareils plus fréquemment et à augmenter notre temps d'écran global.

De plus, les images et les vies organisées présentées sur les plateformes de médias sociaux peuvent conduire à des comparaisons sociales malsaines, laissant les individus insatisfaits de leur propre vie. Cette comparaison incessante de nous-mêmes aux autres peut entraîner des sentiments d'envie, de dépression, une faible estime de soi et même du narcissisme.

La vie consciente comme solution

Alternativement, la vie consciente offre une solution pour aider à briser le cycle de la dépendance numérique et son impact négatif sur notre bien-être. En étant plus attentifs à notre utilisation de la technologie, en fixant des limites et en accordant la priorité aux activités qui favorisent la santé mentale et physique, nous pouvons reprendre le contrôle de nos vies et favoriser une relation plus saine avec nos appareils numériques.

En conclusion, comprendre la science derrière la dépendance numérique - en particulier le rôle du système de récompense du cerveau - nous permet de reconnaître la gravité du problème et les conséquences potentielles pour notre bien-être mental et physique. En incorporant la pleine conscience et l'intentionnalité dans notre relation avec la technologie, nous pouvons perturber le cycle de la dépendance, ouvrant la voie à une vie plus saine et plus heureuse.

Les racines psychologiques de la dépendance numérique

L'une des principales raisons pour lesquelles la dépendance numérique est si répandue est due aux mécanismes psychologiques qui sous-tendent notre utilisation de la technologie. Comprendre ces mécanismes peut nous permettre de mieux comprendre comment reprendre le contrôle de nos vies numériques.

Conditionnement opérant et boucles dopaminergiques

La dépendance numérique peut s'expliquer en partie par un phénomène psychologique connu sous le nom de conditionnement opérant, qui est le processus par lequel nous apprenons à répéter des comportements qui mènent à des récompenses et à éviter ceux qui mènent à des punitions. L'utilisation des smartphones, des médias sociaux et d'autres plateformes numériques a été conçue pour maximiser les récompenses que nous recevons tout au long de ce processus.

Le principal neurotransmetteur impliqué dans le système de récompense est la dopamine, qui est libérée chaque fois que nous ressentons une sensation agréable. Cette sensation peut être aussi simple que de recevoir un "j'aime" sur les réseaux sociaux ou aussi complexe que d'accomplir une tâche difficile sur un jeu vidéo. Chaque fois que de la dopamine est libérée dans notre cerveau, nous nous sentons motivés pour répéter le comportement qui a conduit à sa libération, créant une boucle de dopamine qui peut encourager la dépendance numérique.

De nombreuses applications et plates-formes capitalisent sur cette tendance humaine fondamentale et sont intentionnellement conçues pour déclencher des libérations de dopamine. Les notifications constantes, la validation sociale et la possibilité d'un défilement sans fin contribuent à ce cycle, nous entraînant plus profondément dans le monde numérique.

Peur de passer à côté (FOMO) et comparaison sociale

Un autre moteur de la dépendance numérique est la peur de passer à côté (FOMO). Ce phénomène se caractérise par le sentiment que nous avons toujours un pas de retard sur nos pairs, manquant constamment d'expériences ou d'informations. En conséquence, nous nous sentons obligés de vérifier constamment nos appareils, cherchant à nous assurer que nous sommes au courant.

Les plateformes de médias sociaux jouent un rôle énorme dans l'exacerbation du FOMO en nous permettant d'avoir un aperçu de la vie des autres. Cet aperçu présente généralement une version organisée et idéalisée de la vie des autres, ce qui peut ensuite nous amener à faire des comparaisons sociales défavorables. Ces comparaisons peuvent générer des sentiments d'inadéquation, de jalousie et d'insatisfaction vis-à-vis de nos propres vies, contribuant au cercle vicieux de la dépendance numérique.

Détourner notre attention et nos ressources cognitives

Dans un environnement saturé de stimuli numériques, notre technologie est constamment en compétition pour attirer notre attention. L'attention, tout comme le temps, est une ressource limitée - nous ne nous en rendons peut-être pas compte, mais chaque instant consacré à la technologie est un moment que nous ne pouvons pas consacrer à autre chose.

De nombreuses plateformes numériques sont conçues pour être aussi attrayantes que possible, nous encourageant à effectuer plusieurs tâches à la fois et à basculer rapidement notre attention entre différentes sources d'information. Ce bombardement constant d'informations peut conduire à un phénomène appelé surcharge cognitive, où nos ressources cognitives sont épuisées et notre capacité à nous concentrer, à penser de manière critique et à prendre des décisions est compromise.

Les effets de la dépendance numérique sur le bien-être

La dépendance numérique, comme toute autre dépendance, a des effets néfastes sur notre bien-être général. Voici quelques-unes des façons dont la dépendance numérique peut avoir un impact sur notre santé mentale, émotionnelle et physique :

Effets sur la santé mentale

Le temps d'écran excessif et la dépendance numérique ont été associés à des taux accrus de dépression, d'anxiété et de stress. Ces associations peuvent s'expliquer par les comparaisons sociales constantes sur les réseaux sociaux, la surcharge d'informations et l'isolement qui peut se développer lorsque les connexions personnelles sont remplacées par des connexions numériques.

Bien-être émotionnel

La dépendance numérique peut également influencer notre bien-être émotionnel. En favorisant les sentiments d'inadéquation et de FOMO, ainsi qu'en créant un besoin constant de validation par le biais de likes et de commentaires, la dépendance numérique peut diminuer notre sentiment d'estime de soi et notre résilience émotionnelle.

De plus, la distraction constante de la technologie peut rendre difficile la pratique de la pleine conscience, un outil précieux pour la régulation émotionnelle et la conscience de soi. En nous gardant constamment stimulés, la technologie peut nous rendre moins à l'écoute de nos propres émotions et entraver notre capacité à gérer efficacement les expériences émotionnelles.

Effets sur la santé physique

Passer d'innombrables heures devant des écrans peut avoir des effets néfastes sur notre corps. L'augmentation du temps d'écran a été associée à un mode de vie sédentaire, entraînant des effets négatifs tels que l'obésité, une mauvaise santé cardiovasculaire et le développement de diverses autres maladies chroniques.

De plus, il a été démontré que l'utilisation excessive de la technologie, en particulier avant le coucher, interfère avec la qualité et la durée du sommeil. Un sommeil suffisant est essentiel pour maintenir un fonctionnement physique et cognitif optimal, ce qui rend cette perturbation particulièrement préjudiciable à notre santé globale.

Conclusion

Comprendre les racines psychologiques et les impacts potentiels de la dépendance numérique est une étape essentielle vers l'adoption d'habitudes numériques plus saines et plus conscientes. Avoir un aperçu de ces aspects de la dépendance peut nous permettre de prendre des décisions éclairées sur le moment, le lieu et la manière dont nous choisissons de nous engager dans la technologie.

En étant conscient des boucles dopaminergiques, de la peur de passer à côté et du détournement d'attention, nous pouvons être plus intentionnels en créant des limites et en faisant des choix qui donnent la priorité à notre bien-être. Se libérer de la dépendance numérique offre la possibilité de renouer avec nous-mêmes, les autres et le monde qui nous entoure, enrichissant nos vies et améliorant notre bien-être.

La neuroscience de la dépendance numérique

La dépendance numérique est un phénomène croissant qui a de plus en plus d'impact sur notre bien-être. Il s'articule autour de l'utilisation compulsive d'appareils numériques tels que les smartphones, les ordinateurs et autres gadgets, entraînant des perturbations mentales, émotionnelles et physiques. Cette sous-section vise à faire la lumière sur la science derrière la dépendance numérique et ses effets sur notre bien-être général.

Le système de récompense de la dopamine

Au cœur de la dépendance numérique se trouve le système de récompense du cerveau, spécifiquement facilité par le neurotransmetteur dopamine. La dopamine est un messager chimique qui joue un rôle crucial dans la motivation humaine, la récompense et les comportements de recherche de plaisir. Lorsque nous nous engageons dans une activité gratifiante, comme manger un délicieux repas, faire de l'exercice ou recevoir des éloges, notre cerveau libère de la dopamine, ce qui se traduit par une expérience de plaisir et nous motive à répéter le comportement.

De même, l'utilisation d'appareils numériques, de médias sociaux et d'autres activités en ligne libère de la dopamine dans notre cerveau, renforçant le comportement et rendant de plus en plus difficile la résistance à l'envie d'utiliser ces appareils. Par exemple, recevoir des "j'aime" ou des notifications sur les réseaux sociaux, gagner un niveau dans un jeu ou obtenir de nouvelles informations via la navigation sur Internet peuvent tous déclencher la libération de dopamine, ce qui nous donne envie de plus.

De plus, les appareils numériques sont conçus pour nous maintenir en contact avec d'innombrables fonctionnalités qui exploitent le système de récompense du cerveau basé sur la dopamine. Le défilement infini, la lecture automatique, les notifications et les récompenses variables sont des exemples de fonctionnalités qui nous permettent de passer de plus longues périodes sur ces appareils, créant ainsi un cycle habituel d'utilisation d'Internet et des appareils.

Dépendance numérique et états émotionnels négatifs

L'utilisation fréquente et compulsive des appareils numériques, en particulier des médias sociaux, peut entraîner le développement de troubles émotionnels tels qu'une faible estime de soi, la dépression et l'anxiété. Se comparer aux autres sur les réseaux sociaux, ressentir la pression de maintenir une présence en ligne «parfaite» et être exposé à un barrage constant de nouvelles négatives et de conflits peut créer un sentiment d'inutilité, de solitude et d'isolement.

Les psychologues proposent également que les médias sociaux pourraient potentiellement alimenter des sentiments d'envie, de jalousie et de ressentiment parmi les utilisateurs. Lorsque nos activités quotidiennes sont continuellement interrompues par des distractions numériques, nous risquons de rater des occasions de nouer des liens significatifs, de cultiver l'empathie et d'améliorer notre intelligence émotionnelle.

L'impact sur les fonctions cognitives et exécutives

La dépendance numérique peut également affecter négativement notre fonctionnement cognitif, y compris l'attention, la mémoire et l'apprentissage. Un mode de vie constamment connecté conduit à une pensée fragmentée, à un traitement superficiel de l'information et à un multitâche important, ce qui affaiblit notre capacité à nous concentrer et à réfléchir profondément.

L'utilisation chronique d'appareils numériques est également associée à des déficiences dans les fonctions exécutives essentielles telles que la prise de décision, l'autorégulation et le contrôle des impulsions. L'attrait de ces appareils conduit souvent à la procrastination et à l'incapacité de hiérarchiser efficacement les tâches. Par conséquent, notre productivité, nos performances et la qualité globale de notre travail en subissent les contrecoups.

Conséquences physiologiques de la dépendance numérique

L'utilisation d'appareils numériques pendant de longues périodes peut entraîner une série de problèmes de santé physique. Une mauvaise posture, des maux de dos, des douleurs au cou et le syndrome du canal carpien font partie des problèmes résultant de l'utilisation prolongée de l'appareil. De plus, un temps d'écran excessif peut entraîner une fatigue oculaire, des maux de tête et des habitudes de sommeil perturbées en raison des effets nocifs de la lumière bleue émise par ces appareils. Les troubles du sommeil, à leur tour, contribuent à une mauvaise régulation de l'humeur, à un fonctionnement cognitif altéré et à un système immunitaire affaibli.

De plus, un mode de vie sédentaire causé par une utilisation excessive d'appareils numériques peut augmenter le risque d'obésité, de maladies cardiovasculaires et d'autres troubles de santé chroniques. Un manque d'activités de plein air et une exposition limitée à la nature peuvent exacerber ces problèmes de santé, ce qui a un impact supplémentaire sur notre bien-être général.

Conclusion

La dépendance numérique est évidente comme une préoccupation importante pour le bien-être mental, émotionnel et physique de notre société. La science derrière la dépendance numérique repose sur le système de récompense basé sur la dopamine, qui facilite l'utilisation compulsive des appareils numériques. Les états émotionnels négatifs, les fonctions cognitives et exécutives entravées et les conséquences physiologiques démontrent à quel point la dépendance numérique peut avoir un impact significatif sur nos vies.

Comprendre la science derrière la dépendance numérique n'est que la première étape pour faire face à son impact sur notre bien-être. Cela nous permet de mieux comprendre les schémas comportementaux qui conduisent à une utilisation compulsive des appareils numériques, nous permettant de développer des stratégies efficaces pour promouvoir un mode de vie plus conscient et équilibré qui privilégie le bien-être à une connectivité constante.

La science derrière la dépendance numérique et son impact sur le bien-être

Dépendance numérique : l'habitude du nouvel âge

Dans le monde trépidant d'aujourd'hui, la technologie s'est infiltrée dans tous les recoins de nos vies, nous connectant et nous engageant avec les autres et augmentant notre productivité. Il n'est pas surprenant que l'utilisation d'appareils électroniques, en particulier les smartphones et autres gadgets, ait explosé au cours de la dernière décennie. Dans le même temps, cependant, nous avons assisté à la montée de ce que l'on ne peut qu'appeler une dépendance aux appareils numériques, affectant à la fois le bien-être physique et mental. De nombreux chercheurs affirment désormais que la dépendance numérique doit être considérée comme un véritable trouble psychologique, impactant négativement profondément nos vies. Dans cette sous-section, nous approfondirons la science derrière la dépendance numérique et explorerons ses effets sur notre bien-être général.

Mécanismes de la dépendance numérique

Les chercheurs ont comparé la dépendance numérique à la toxicomanie, établissant des parallèles entre les deux en ce qui concerne la fonction cérébrale et la régulation neurochimique. Comme pour toute dépendance, le cycle de la dépendance numérique commence par une phase d'initiation, où l'utilisation de l'appareil ou de l'application numérique peut commencer comme un moyen de faire face à l'ennui ou comme un phénomène culturel. Ce qui commence comme une légère curiosité se transforme rapidement en habitude et dégénère en une véritable dépendance.

La dépendance numérique utilise le mécanisme de récompense présent dans notre cerveau, qui est responsable du renforcement des comportements agréables ou avantageux. Lorsque nous nous engageons dans des activités agréables, notre cerveau libère un neurotransmetteur appelé dopamine. Des niveaux élevés de dopamine dans le système de récompense du cerveau nous font ressentir du plaisir, de la satisfaction et de la motivation, nous récompensant littéralement pour nos actions. Les substances addictives, comme les drogues ou l'alcool, stimulent également la libération de dopamine, ce qui nous amène à les désirer au fil du temps.

De même, la dépendance numérique détourne également le système de récompense de la dopamine. Lorsque nous recevons des SMS, des "j'aime" et des commentaires sur les réseaux sociaux ou lorsque nous battons les niveaux d'un jeu vidéo, notre cerveau libère de la dopamine. Cette boucle de plaisir et de récompense nous pousse constamment à chercher nos appareils, même lorsque ce n'est pas dans notre meilleur intérêt. Le désir constant d'un coup de dopamine crée un cycle croissant de dépendance.

Traits psychologiques liés à la dépendance numérique

Certaines personnes pourraient être plus susceptibles de développer une dépendance numérique. Les chercheurs ont identifié certains traits de personnalité comme des facteurs susceptibles d'exposer une personne à un risque plus élevé de dépendance numérique :

1. Impulsivité : Les personnes qui présentent des niveaux élevés d'impulsivité pourraient être plus susceptibles de succomber à la dépendance numérique. Les individus impulsifs peuvent avoir du mal à se contrôler et à résister aux tentations numériques.

2. Recherche de sensations : les personnes qui adorent vivre de nouvelles expériences et qui recherchent constamment de l'excitation peuvent se retrouver plus vulnérables à la dépendance numérique. Leur besoin de stimulation constante s'harmonise bien avec le monde en évolution rapide et personnalisable de la technologie numérique.

3. Dysfonctionnement émotionnel : les personnes souffrant de dépression, d'anxiété ou d'autres formes de dysfonctionnement émotionnel peuvent se tourner vers des appareils numériques pour se réconforter ou se distraire de leur vie stressante. Le monde numérique peut atténuer temporairement les émotions négatives ou les situations inconfortables, entraînant une surutilisation et une dépendance.

De plus, les personnes ayant des antécédents de toxicomanie ou d'autres troubles liés à la dépendance pourraient avoir un risque plus élevé de développer une dépendance numérique en raison de la similitude des mécanismes sous-jacents liés à la dopamine et aux systèmes de récompense cérébrale.

Impact de la dépendance numérique sur le bien-être

L'addiction numérique ne se limite pas à des cas isolés ; elle touche une grande partie de la population mondiale. Diverses études ont souligné comment la dépendance numérique a un impact négatif sur les aspects physiques, psychologiques et sociaux du bien-être.

Bien-être physique : Un temps d'écran excessif fatigue les yeux, entraînant une fatigue oculaire numérique ou un syndrome de vision par ordinateur, provoquant sécheresse, rougeur et vision floue. La qualité du sommeil est également affectée négativement, car la lumière bleue artificielle émise par les écrans supprime la mélatonine, une hormone responsable de la régulation du sommeil. De plus, les comportements sédentaires, tels que la position assise prolongée lors de l'utilisation d'appareils, contribuent à l'obésité et à d'autres problèmes de santé.

Bien-être psychologique : L'addiction numérique assimile des symptômes de sevrage, de faible estime de soi, de troubles de l'humeur, d'anxiété et de dépression. Les adolescents sont particulièrement vulnérables en raison de leur plus grande probabilité de développer une dépendance aux médias sociaux, aux jeux vidéo ou à d'autres plateformes numériques, affectant leur santé mentale.

Bien-être social : Les relations souffrent de la dépendance numérique car elle crée un sentiment d'isolement en remplaçant l'interaction en face à face par la communication virtuelle. Le toxicomane donne souvent la priorité aux appareils numériques par rapport aux interactions personnelles ou devient préoccupé par eux lors de rassemblements sociaux, ce qui entraîne une baisse des compétences sociales et des relations significatives.

En tenant compte de tous ces facteurs, il devient clair que la dépendance numérique et son impact sur le bien-être doivent être abordés. Pour sortir du cycle de la dépendance numérique, nous devons prendre conscience de nos habitudes d'utilisation et nous efforcer activement de créer un équilibre dans nos vies. Débranchez : Un guide de désintoxication numérique et de vie consciente vous fournira des outils et des stratégies pratiques pour lutter contre la dépendance numérique et améliorer votre bien-être général.

3.1 Comprendre le mécanisme de la dépendance numérique

La première étape pour comprendre la nature complexe de la dépendance numérique et son impact sur le bien-être consiste à identifier les aspects neurologiques et comportementaux qui conduisent au développement de schémas addictifs. Dans cette sous-section, nous approfondirons la science derrière la dépendance, explorerons en quoi la dépendance numérique est similaire à d'autres types de dépendance et discuterons des conséquences de l'utilisation excessive d'appareils et de plateformes numériques sur notre bien-être mental, émotionnel et physique.

3.1.1 Les neurosciences de la toxicomanie

La dépendance peut être définie au sens large comme un schéma compulsif d'engagement dans des stimuli gratifiants, ce qui entraîne de graves conséquences néfastes. La recherche a montré que la dépendance manifeste des changements dans le système de récompense du cerveau, affectant diverses structures et neurotransmetteurs, principalement la dopamine.

La dopamine, souvent appelée neurotransmetteur « de bien-être », joue un rôle important dans le système de récompense de notre cerveau. Il est libéré lorsque nous nous engageons dans des activités agréables, comme manger, faire de l'exercice ou utiliser les médias sociaux. Au fil du temps, une exposition répétée à des stimuli gratifiants (tels que des drogues ou un temps d'écran excessif) entraîne des changements dans la structure et le fonctionnement du cerveau, entraînant une augmentation des envies et une incapacité à résister au comportement addictif.

3.1.2 Développer la dépendance numérique

La dépendance numérique partage plusieurs similitudes avec la toxicomanie. Les deux peuvent entraîner des changements dans le système de récompense régulé par la dopamine du cerveau et se caractérisent par un engagement compulsif malgré les conséquences négatives. Cependant, la dépendance numérique diffère de la toxicomanie en ce sens qu'elle implique l'utilisation excessive de la technologie numérique, comme les smartphones, les médias sociaux, les jeux vidéo et les achats en ligne, plutôt que la drogue ou l'alcool.

Plusieurs facteurs contribuent au développement de la dépendance numérique :

1. **Gratification instantanée et récompenses continues** : les appareils et plateformes numériques sont conçus pour fournir une gratification instantanée, comme les likes, les partages, la messagerie instantanée et les notifications. Ce renforcement constant crée une boucle de rétroaction qui maintient les individus engagés et désireux de plus, conduisant à une utilisation compulsive de la technologie.
2. **Fear of Missing Out (FOMO)** : La nature omniprésente des médias sociaux a donné naissance

au FOMO, l'anxiété qui découle de la croyance que d'autres pourraient vivre des expériences plus enrichissantes. Cette peur pousse les individus à vérifier en permanence les mises à jour de leurs appareils et à passer trop de temps en ligne pour rester au courant.

3. **Renforcement à ratio variable** : Les plates-formes numériques utilisent un renforcement à ratio variable, un calendrier dans lequel la récompense est fournie à des intervalles imprévisibles. Cet élément d'incertitude et d'aléatoire augmente l'engagement et maintient les utilisateurs accrochés, un peu comme les machines à sous dans les casinos.

3.1.3 Impact sur le bien-être

La dépendance numérique peut avoir des conséquences considérables sur notre bien-être mental, émotionnel et physique.

- **Santé mentale** : Un temps d'écran excessif a été associé à des taux accrus de dépression, d'anxiété et de stress. Des recherches ont montré que les personnes qui passent plus de temps sur les réseaux sociaux sont plus susceptibles d'éprouver des émotions négatives, des ruminations et une diminution du sentiment de bonheur général.
- **Sommeil** : Les appareils numériques émettent une lumière bleue qui peut interférer avec la production de mélatonine, une hormone responsable de la régulation du sommeil. Une exposition prolongée à la lumière bleue, en particulier près de l'heure du coucher, peut entraîner des troubles du sommeil, des difficultés à s'endormir et une mauvaise qualité générale du sommeil.

- **Santé physique** : Un comportement sédentaire associé à un temps d'écran excessif peut entraîner des problèmes de santé, tels que l'obésité, des douleurs musculo-squelettiques et un risque accru de maladies chroniques. De plus, l'utilisation constante d'appareils numériques peut entraîner une fatigue oculaire numérique, entraînant sécheresse, douleur et inconfort.
- **Bien-être social** : Si les plateformes numériques peuvent favoriser les liens et nous permettre de rester en contact avec nos proches, une utilisation excessive de ces outils peut nuire à notre bien-être social. La communication en ligne peut entraîner une diminution des interactions en face à face, des sentiments de solitude et des problèmes d'empathie, de confiance et d'intelligence émotionnelle.
- **Fonctionnement cognitif** : une dépendance excessive aux appareils numériques peut entraîner une diminution de la capacité d'attention, une altération de la mémoire et des difficultés à résoudre des problèmes. Le barrage constant d'informations et les demandes multitâches peuvent entraîner une surcharge cognitive, ce qui rend plus difficile pour les individus de se concentrer, de traiter et de retenir les informations.

En conclusion, comprendre la science derrière la dépendance numérique nous permet de reconnaître son impact sur notre bien-être et nous permet de prendre des décisions éclairées concernant notre relation avec la technologie. En continuant à explorer les principes de la désintoxication numérique et de la vie consciente, nous apprendrons des stratégies et des outils pour nous libérer des effets négatifs de la dépendance numérique et améliorer notre bien-être général.

4. L'art du désencombrement : simplifier votre vie numérique

4.1 Évaluer et réduire votre empreinte numérique

À l'ère numérique d'aujourd'hui, nous accumulons souvent une quantité importante d'encombrement numérique sans même nous en rendre compte - et cet encombrement peut avoir des effets négatifs tangibles et intangibles sur nos vies. Tout comme un environnement physique encombré et désorganisé peut entraver notre capacité à fonctionner efficacement, un environnement numérique encombré peut avoir un impact négatif sur notre état mental, notre efficacité au travail et notre bien-être général. C'est là qu'intervient le désencombrement numérique - évaluer et réduire notre empreinte numérique pour créer un environnement numérique qui soutient, plutôt qu'entrave, nos objectifs de vie conscients.

Évaluer vos besoins et vos objectifs

La première étape du processus de désencombrement numérique consiste à évaluer vos besoins et vos objectifs par rapport à votre vie numérique. Considérez à quoi servent vos appareils, plates-formes et applications actuels dans votre vie quotidienne. Sont-ils essentiels à votre travail, à vos loisirs ou à votre vie sociale, ou agissent-ils simplement comme des distractions qui consomment votre temps et votre énergie ? Y a-t-il des domaines de votre vie numérique qui semblent particulièrement sujets à l'encombrement ou à la perte de temps ? Avoir une compréhension claire de ce dont vous avez besoin et de ce que vous appréciez le plus dans votre vie numérique vous guidera pour éliminer les éléments inutiles et ne conserver que les outils qui contribuent positivement à votre vie.

Désencombrer vos appareils

Ensuite, il est temps de s'attaquer au fouillis qui s'est accumulé sur vos appareils au fil du temps. Cela inclut les appareils physiques eux-mêmes (smartphones, tablettes, ordinateurs portables, ordinateurs de bureau, etc.) ainsi que les logiciels, applications et fichiers qu'ils contiennent. Pour optimiser vos efforts de désencombrement, gardez à l'esprit les conseils suivants :

- **Identifiez et supprimez les applications et logiciels inutilisés ou inutiles :** passez en revue les applications et logiciels installés sur vos appareils et identifiez ceux que vous n'utilisez plus ou que vous ne trouvez pas utiles. Désinstallez-les pour libérer un espace de stockage précieux et réduire l'encombrement visuel et mental qui leur est associé.
- **Organisez vos fichiers et dossiers :** le regroupement de fichiers similaires, la création d'une structure de dossiers claire et la suppression ou l'archivage de fichiers anciens ou redondants faciliteront grandement la navigation dans votre environnement numérique et la localisation de documents importants, vous permettant ainsi d'économiser du temps et de l'énergie.
- **Évaluez et gérez les notifications et les outils de communication :** demandez-vous s'il vous serait utile d'ajuster vos paramètres de notification pour minimiser les distractions pendant votre travail ou vos loisirs. Évaluez également quelles plateformes de messagerie ou de communication sont les plus

essentielles pour vous et envisagez de les désinstaller, de définir des heures de ne pas déranger ou de réduire la fréquence des notifications pour les moins importantes.

Apprivoiser votre boîte de réception

Pour de nombreuses personnes, la boîte de réception des e-mails est une source majeure d'encombrement numérique et, par conséquent, de stress. Pour résoudre ce problème, mettez en œuvre les stratégies suivantes :

- **Désabonnez-vous des newsletters et du matériel promotionnel non essentiels :** examinez attentivement si chaque newsletter ou e-mail promotionnel que vous recevez vous apporte réellement de la valeur, et si ce n'est pas le cas, désabonnez-vous. Cela réduit le volume d'e-mails qui remplissent quotidiennement votre boîte de réception.
- **Établissez une routine régulière de gestion des e-mails :** prenez l'habitude de vérifier, trier, répondre et supprimer les e-mails à des intervalles désignés tout au long de la journée ou de la semaine, plutôt que de réagir constamment à chaque message entrant. Cela peut aider à minimiser les distractions et à garantir que votre boîte de réception reste gérable.
- **Utilisez des dossiers et des filtres de messagerie :** créez des dossiers et appliquez des filtres pour organiser vos e-mails entrants, afin que les messages importants soient facilement accessibles et que les e-mails moins urgents ou pertinents soient automatiquement filtrés dans des dossiers désignés pour un examen ultérieur.

Rationalisez votre présence sur les réseaux sociaux

Pour de nombreuses personnes, les plateformes de médias sociaux représentent l'ultime perte de temps numérique et la source d'encombrement. Pour résoudre ce problème, procédez comme suit :

- **Évaluez et élaguez vos comptes de réseaux sociaux** : évaluez quelles plateformes de réseaux sociaux soutiennent réellement vos objectifs personnels ou professionnels, et envisagez de désactiver, de supprimer ou de réduire considérablement votre utilisation de toutes les plateformes qui ne répondent pas à ce critère.
- **Organisez vos flux** : examinez la liste des personnes, des organisations ou des pages que vous suivez et déterminez si leurs mises à jour correspondent à vos intérêts, valeurs ou objectifs. Ne suivez pas ou désactivez toutes les sources qui contribuent excessivement à l'encombrement numérique ou qui ont un impact négatif sur votre état mental.
- **Limitez votre consommation** : planifiez des heures spécifiques pour naviguer sur les réseaux sociaux et fixez des limites de temps pour chaque session afin de vous assurer que vous ne vous adonnez pas à une navigation improductive ou insensée.

En prenant le temps de désencombrer et de rationaliser votre empreinte numérique, vous créerez non seulement un environnement numérique plus organisé et plus efficace, mais vous libérerez également de précieuses ressources mentales qui pourront être orientées vers des efforts plus conscients et épanouissants. Alors allez-y, lancez le processus de désencombrement numérique et découvrez les innombrables avantages d'une vie numérique plus simple et plus intentionnelle.

4.1 Adopter le minimalisme numérique : effacez les anciens fichiers et applications

Qu'est-ce que le minimalisme numérique ?

Le minimalisme numérique consiste à simplifier intentionnellement votre vie numérique en ne gardant que l'essentiel et en supprimant les distractions. Lorsque vous désencombrez votre espace numérique, vous créez plus de place pour la concentration et la pleine conscience dans votre vie quotidienne. Un environnement numérique propre vous permet d'être plus productif et intentionnel avec votre temps, ce qui conduit à un bien-être global accru.

Dans les sous-sections suivantes, nous explorerons quelques stratégies pratiques que vous pouvez mettre en œuvre pour simplifier votre vie numérique.

4.1.1 Supprimer les fichiers inutiles

Examinez régulièrement les fichiers stockés sur vos appareils pour déterminer ceux qui ne sont plus utiles ou pertinents. Prenez l'habitude de supprimer les fichiers en double, les documents obsolètes et tout autre fichier inutile qui s'est accumulé au fil du temps. Cela peut sembler une tâche insignifiante, mais vous serez surpris par la différence que cela fait en termes de stockage plus propre et d'espace de travail numérique plus organisé.

- Créez des dossiers et des sous-dossiers pour classer vos fichiers et étiquetez-les en conséquence. Cela facilitera la recherche et l'organisation des documents et aidera à éviter un encombrement excessif à l'avenir.

- Utilisez les services de stockage en nuage, comme Google Drive ou Dropbox, pour les fichiers qui n'ont pas besoin d'être stockés localement sur vos appareils. Cela aide non seulement à garder le stockage de vos appareils clair, mais garantit également que vos fichiers sont accessibles depuis n'importe quel appareil avec accès à Internet. N'oubliez pas d'organiser votre stockage cloud avec autant de diligence que votre stockage local.
- Sauvegardez régulièrement les fichiers et documents importants sur un disque externe ou un service cloud. De cette façon, si jamais vous en avez besoin, vous aurez l'esprit tranquille en sachant qu'ils sont sûrs et sécurisés.

4.1.2 Désinstaller les applications inutilisées et désencombrer vos appareils

Prenez le temps d'examiner les applications sur vos appareils, en supprimant celles que vous n'utilisez plus ou celles qui ne servent que de distractions. Un appareil encombré est une source constante de distraction et peut entraîner une augmentation du temps d'écran et de la fatigue numérique.

- Évaluez les applications sur votre téléphone ou votre tablette et supprimez celles qui ne servent à rien ou qui n'ajoutent pas de valeur à votre vie. Soyez impitoyable et ne gardez que l'essentiel.
- Réorganisez vos applications sur votre écran d'accueil en les classant dans des dossiers ou en les regroupant par fonction. Cela facilitera la navigation et vous découragera de faire défiler sans réfléchir des pages interminables d'applications.
- Désactivez les notifications non essentielles pour réduire les distractions et rester concentré. Des recherches ont montré que la réception constante de

notifications peut augmenter considérablement les niveaux de stress et d'anxiété.

4.1.3 Stratégies de gestion des e-mails

Une boîte de réception désorganisée et encombrée peut être une source importante de stress et de perturbations. En mettant en œuvre les stratégies suivantes, vous pouvez simplifier votre vie numérique et améliorer votre productivité :

- Établissez une routine pour vérifier et répondre aux e-mails à des moments précis tout au long de la journée, plutôt que de surveiller constamment votre boîte de réception. Cela peut libérer du temps pour des tâches plus importantes et réduire les distractions inutiles.
- Utilisez des dossiers et des étiquettes pour catégoriser vos e-mails et faciliter la recherche de messages spécifiques. En triant vos e-mails en catégories logiques, vous pouvez accélérer le processus de gestion et de réponse aux messages.
- Désabonnez-vous régulièrement des newsletters, des e-mails promotionnels et des abonnements qui ne vous intéressent plus ou qui n'ajoutent plus de valeur à votre vie. Cela vous aidera à garder votre boîte de réception sans encombrement et à réduire le temps passé à trier les e-mails non pertinents.

4.1.4 Désintoxication des médias sociaux

Les réseaux sociaux peuvent représenter une perte de temps considérable et contribuer au sentiment de submersion numérique. Essayez les stratégies suivantes pour réduire votre consommation de médias sociaux et cultiver une existence numérique plus intentionnelle :

- Effectuez un audit des médias sociaux en évaluant les comptes que vous suivez et en supprimant ceux qui ne vous intéressent plus ou qui ont un impact négatif sur votre santé mentale. Soyez sélectif et ne suivez que les comptes qui apportent de la valeur, correspondent à vos intérêts ou inspirent la croissance personnelle.
- Mettez en place une désintoxication régulière des médias sociaux où vous prenez entièrement des pauses sur les plateformes de médias sociaux. Utilisez ce temps pour vous concentrer sur d'autres aspects de votre vie, comme le développement personnel, les passe-temps ou passer du temps de qualité avec vos proches.
- Appliquez les principes de gestion du temps et de pleine conscience à votre utilisation des médias sociaux en fixant des heures précises tout au long de la journée pour vérifier vos comptes, plutôt que de vous lancer dans un défilement insensé pendant les moments d'inactivité.

En adoptant le minimalisme numérique et en appliquant les stratégies décrites ci-dessus, vous pouvez créer une vie numérique plus paisible, efficace et consciente, qui à son tour favorise votre bien-être général. Désencombrer vos environnements numériques vous permet de vous recentrer et de privilégier les véritables connexions avec vous-même et les autres.

4.1 L'art de désencombrer : simplifier votre vie numérique

Nos vies modernes sont devenues extrêmement encombrées d'informations numériques, de notifications, de gadgets et de tâches. Le bavardage constant de nos vies numériques nous laisse submergés alors que nous essayons de naviguer dans cet océan de chaos numérique. C'est là que l'art du désencombrement s'impose comme une compétence essentielle. Le désencombrement numérique est le processus de simplification de votre espace numérique pour créer un environnement numérique organisé et paisible - un espace où votre attention et votre énergie sont concentrées sur les choses qui comptent le plus.

4.1.1 Identifiez votre fouillis numérique

La première étape du processus de simplification de votre vie numérique consiste à identifier les sources d'encombrement numérique. Ceux-ci peuvent inclure :

- E-mails, SMS et applications de chat
- Comptes de médias sociaux, mises à jour et notifications
- Fichiers numériques, photos et vidéos
- Applications, gadgets et abonnements
- Articles, blogs et sites Web en ligne
- Événements de calendrier, listes de tâches et rappels

4.1.2 Hiérarchisez vos besoins numériques

Demandez-vous quels outils, plateformes et ressources numériques sont vraiment essentiels au quotidien. Rédigez une liste d'éléments prioritaires et comparez-la à la liste des encombrements numériques que vous avez identifiés. Cela vous aidera à remarquer l'excédent de bagages que vous pouvez éliminer et à vous concentrer sur ce qui est vraiment important.

4.1.3 Se déconnecter pour se reconnecter

Planifiez des séances régulières de désintoxication numérique où vous éteignez tous vos appareils électroniques, y compris votre smartphone et votre ordinateur, et donnez à votre esprit et à votre corps un peu de répit. Vous serez étonné de voir à quel point vous pouvez vous sentir rechargé et concentré après une pause numérique, et cela vous aidera à mieux vous connecter avec vous-même et les gens qui vous entourent.

4.1.4 Apprivoiser votre boîte de réception

Une boîte de réception débordante peut entraîner un terrible sentiment de submersion. Pour désencombrer votre boîte de réception :

- Désabonnez-vous des newsletters et des e-mails promotionnels que vous ne lisez pas ou dont vous n'avez pas besoin
- Créez des dossiers ou des étiquettes pour trier vos e-mails par sujet, expéditeur ou priorité
- Utilisez des filtres et des règles pour gérer automatiquement les messages entrants, comme l'envoi de certains types d'e-mails directement vers un dossier spécifique
- Réservez des créneaux horaires dédiés pendant la journée pour vérifier et répondre aux e-mails, au lieu de les vérifier constamment au fur et à mesure qu'ils arrivent

4.1.5 Désencombrez vos fichiers numériques

Un espace de travail numérique encombré peut nuire à votre productivité et à votre concentration. Pour désencombrer vos fichiers numériques :

- Créez une structure de dossiers claire et simple pour localiser facilement vos fichiers
- Supprimez les fichiers en double et le contenu dont vous n'avez plus besoin
- Sauvegardez et enregistrez régulièrement les fichiers essentiels dans un stockage cloud sécurisé ou sur un disque dur externe
- Renommez les fichiers avec des noms descriptifs, afin de pouvoir les identifier facilement

4.1.6 Rationalisez vos médias sociaux

Les médias sociaux peuvent être à la fois une bénédiction et une malédiction, il est donc crucial de faire attention à la façon dont vous interagissez avec ces plateformes. Pour désencombrer vos réseaux sociaux :

- Limitez le temps passé sur les réseaux sociaux en définissant des créneaux horaires spécifiques ou en utilisant des applications comme Freedom ou StayFocusd
- Ne plus suivre, désactiver ou masquer les comptes qui n'apportent pas de valeur, de positivité ou d'intérêt à votre vie
- Désactivez ou personnalisez les notifications d'application pour réduire les interruptions et les distractions pendant votre journée
- Concentrez-vous sur l'interaction avec les gens, le partage de contenu de qualité et l'entretien des relations plutôt que d'accumuler des "j'aime" ou des abonnés

4.1.7 Simplifiez vos applications et gadgets

Une excellente règle de base consiste à ne conserver que les applications et les gadgets que vous utilisez réellement, qui vous facilitent la vie ou qui apportent de la valeur à votre vie. Pour simplifier vos applications et gadgets :

- Supprimez les applications inutilisées et désactivez les notifications push des applications non essentielles
- Désactivez les applications préinstallées que vous n'utilisez pas (bloatware), si possible
- Consultez la liste des logiciels installés sur votre ordinateur et désinstallez ceux que vous n'utilisez plus
- Envisagez de vendre ou de donner des gadgets dont vous n'avez plus besoin ou dont vous n'utilisez plus

4.1.8 Organisez votre consommation numérique

Avec la quantité d'informations qui nous parviennent quotidiennement, il est essentiel d'être sélectif et intentionnel quant au contenu que nous consommons. Pour curer votre consommation numérique :

- Utilisez un lecteur RSS comme Feedly ou Inoreader pour vous abonner à vos sites Web, blogs ou sources d'information préférés, plutôt que de vous perdre dans un cycle sans fin de défilement sans but.
- Créez un dossier de signets avec vos articles, vidéos ou autres ressources préférés et réservez du temps pour consommer ces précieux éléments de contenu
- Écoutez des podcasts ou des livres audio qui enrichissent votre compréhension ou vos connaissances sur un sujet particulier
- Faites preuve de discernement dans votre choix de divertissement en privilégiant la qualité à la quantité

En désencombrant votre vie numérique, vous jetterez les bases d'une existence plus intentionnelle, consciente et épanouissante. Adoptez l'art du désencombrement pour atteindre un niveau supérieur de concentration, de calme et de clarté dans tous les aspects de votre vie.

4.1 Comprendre l'encombrement numérique

L'encombrement numérique est l'accumulation de fichiers numériques, d'e-mails, d'applications et de notifications qui peuvent nous submerger et nous empêcher de vivre une vie concentrée, productive et consciente. Ces objets numériques peuvent facilement prendre le contrôle de nos appareils numériques et se propager dans nos vies personnelles et professionnelles, nous laissant avec des pensées dispersées, moins efficaces dans les tâches quotidiennes et un bien-être mental global plus faible.

Dans un monde où rester connecté 24h/24 et 7j/7 est très apprécié et où le bruit numérique est de plus en plus difficile à échapper, il n'a jamais été aussi important de désencombrer nos espaces virtuels. Simplifier votre vie numérique peut réduire le stress, augmenter la concentration et la productivité et améliorer la santé mentale globale. Dans ce chapitre, nous vous guiderons à travers des conseils pratiques et des stratégies pour désencombrer et simplifier votre vie numérique.

4.1.1 Évaluer vos habitudes de consommation numérique

La première étape pour désencombrer votre vie numérique consiste à évaluer vos habitudes de consommation numérique. Prenez le temps de réfléchir à vos interactions quotidiennes avec vos appareils et posez-vous les questions suivantes :

- Combien de temps passez-vous sur vos appareils ?
- Dans quelles activités vous engagez-vous ? Sont-ils productifs ou font-ils perdre du temps ?
- Pouvez-vous identifier des déclencheurs qui conduisent à une utilisation numérique excessive ou à un encombrement numérique ?

Gardez une trace de vos habitudes numériques pendant une semaine ou deux pour mieux comprendre où et comment l'encombrement numérique affecte votre vie. Cela peut vous aider à déterminer les domaines de votre vie numérique qui nécessitent le plus d'attention et vous aider à commencer le processus de désencombrement.

4.1.2 Gestion de votre boîte de réception : organisation des e-mails

Les e-mails sont une composante majeure de l'encombrement numérique. Beaucoup d'entre nous reçoivent des centaines d'e-mails par jour, ce qui rend difficile le suivi des messages importants et l'organisation. Voici quelques conseils pour vous aider à désencombrer votre messagerie :

- **Désabonnez-vous des newsletters et promotions inutiles** : évaluez régulièrement le contenu que vous recevez dans votre boîte de réception et désabonnez-vous de tout ce qui n'ajoute pas de valeur à votre vie.
- **Créez des dossiers ou des étiquettes** : utilisez les outils d'organisation de votre client de messagerie pour séparer et classer vos e-mails. Certaines catégories d'exemples incluent les catégories personnelles, liées au travail, les finances et les

abonnements. Cela facilitera le traitement et la gestion de votre boîte de réception.

- **Établissez une routine** : Réservez du temps chaque jour pour vérifier et traiter vos e-mails, en vous assurant de garder le contrôle de votre boîte de réception et d'éviter qu'elle ne devienne incontrôlable.

4.1.3 Gestion des fichiers et des dossiers

L'organisation de vos fichiers et dossiers numériques peut vous faire gagner du temps, améliorer votre productivité et réduire votre stress. Adoptez ces habitudes pour rester organisé :

- **Créez une structure de fichiers logique** : organisez vos fichiers en grandes catégories, puis créez des sous-dossiers pour décomposer davantage votre contenu. La clé est de créer une structure qui a du sens pour vous et que vous pouvez maintenir de manière cohérente.
- **Supprimer ou archiver les anciens fichiers** : Révisez régulièrement vos fichiers et supprimez ou archivez ceux qui ne sont plus nécessaires. Cela évitera que vos dossiers ne soient encombrés et vous aidera à rester organisé.
- **Stockage dans le cloud** : envisagez d'utiliser des services de stockage dans le cloud pour stocker et accéder à vos fichiers à partir de plusieurs appareils, ainsi que pour fournir un emplacement centralisé pour sauvegarder les fichiers importants.

4.1.4 Rationalisation des applications et des notifications

Les smartphones et les tablettes hébergent souvent d'innombrables applications et notifications qui contribuent à l'encombrement numérique. Prenez le contrôle de vos appareils en :

- **Suppression des applications inutilisées** : supprimez toutes les applications que vous utilisez rarement ou jamais. Cela permet de libérer de l'espace sur votre appareil et de réduire l'encombrement visuel.
- **Organiser vos applications** : organisez les applications restantes dans des dossiers, en les regroupant en fonction de leur fonction ou de leur fréquence d'utilisation. Cela facilitera la localisation des applications et gardera votre appareil bien rangé.
- **Gestion des notifications** : des notifications excessives peuvent être gênantes et contribuer à l'encombrement numérique. Passez en revue vos paramètres de notification et personnalisez-les en fonction de vos préférences, en donnant la priorité à celles qui sont les plus importantes et en désactivant celles qui ne sont pas nécessaires.

4.1.5 Définition des limites : détachement des appareils

Envisagez d'intégrer des périodes « sans appareil » dans votre routine quotidienne afin de prendre le contrôle de votre vie numérique. Établissez des directives concernant le moment et l'endroit où vous utiliserez vos appareils, et établissez des limites avec votre famille et vos amis. En limitant le temps que vous passez connecté à vos appareils, vous créerez plus d'opportunités d'expériences significatives et conscientes dans votre vie quotidienne.

4.1.6 Détox numérique : faire une pause

Enfin, envisagez de faire une pause temporaire de vos appareils, également connue sous le nom de « désintoxication numérique ». Une désintoxication numérique peut durer de quelques heures à une semaine ou plus, selon vos besoins et objectifs personnels. Réserver du temps pour vous déconnecter vous aidera à apprécier pleinement les avantages de simplifier votre vie numérique et vous donnera la motivation et la clarté nécessaires pour maintenir un environnement numérique désencombré.

En mettant en pratique les stratégies ci-dessus, vous remarquerez une amélioration de votre bien-être mental, de votre productivité et de votre plaisir pour une vie plus consciente et présente. Nous vivons à l'ère numérique, et apprendre à désencombrer et simplifier nos vies numériques est essentiel pour trouver l'équilibre, la paix et la concentration dans notre monde interconnecté.

4.1 L'importance du désencombrement numérique

Dans le monde hautement connecté d'aujourd'hui, nos appareils numériques font désormais partie intégrante de notre vie quotidienne. Nous comptons beaucoup sur les smartphones, les ordinateurs portables et les tablettes pour travailler, communiquer et se divertir. Mais la dépendance croissante à la technologie et à Internet a entraîné une accumulation sans précédent d'encombrement numérique, qui pourrait nuire à notre bien-être mental, à notre concentration et à notre productivité. Le désencombrement numérique est tout aussi important que le désencombrement de votre espace physique pour créer une vie plus consciente et paisible.

4.1.1 Comment l'encombrement numérique affecte nos vies

L'encombrement numérique peut aller d'une boîte de réception surchargée, d'un torrent de notifications non pertinentes, de fichiers et de dossiers désorganisés à une pléthore d'applications inutilisées qui consomment de l'espace de stockage sur vos appareils. Voici comment l'encombrement numérique affecte différents aspects de nos vies :

1. **Santé mentale** : l'utilisation constante d'appareils numériques et le stress lié à la gestion d'un espace numérique surchargé peuvent entraîner de l'anxiété, du stress et des troubles du sommeil. La lumière bleue émise par les écrans joue également un rôle dans la perturbation de notre cycle de sommeil.
2. **Gestion du temps** : l'encombrement numérique rend plus difficile la localisation des informations ou des fichiers dont nous avons besoin, ce qui entraîne une perte de temps et de la frustration. Il perd également un temps précieux grâce au défilement sans fin, à la procrastination et au multitâche.
3. **Concentration et productivité** : Un espace de travail numérique encombré affecte négativement notre capacité de concentration et entraîne par conséquent une diminution de la productivité au travail ou dans des projets personnels.
4. **Sécurité et confidentialité** : les espaces numériques désorganisés rendent difficile la protection de la confidentialité et peuvent entraîner des failles de sécurité telles que le vol d'identité ou la perte de données.

4.1.2 Étapes pour simplifier votre vie numérique

Maintenant que nous savons pourquoi le désencombrement est essentiel, examinons les étapes à suivre pour démarrer le processus de simplification de votre vie numérique.

1. Désencombrez votre boîte de réception

Le courrier électronique est souvent la principale source d'encombrement numérique. Pour désencombrer votre boîte de réception :

- Désabonnez-vous de toutes les newsletters, campagnes publicitaires ou notifications avec lesquelles vous ne vous engagez pas ou que vous ne trouvez pas pertinentes.
- Créez des dossiers pour différents types d'e-mails (travail, personnel, finance, etc.) et utilisez des règles de filtrage pour catégoriser automatiquement les e-mails.
- Archivez ou supprimez les anciens e-mails inutiles.
- Réservez chaque jour des créneaux horaires dédiés pour vérifier et répondre aux e-mails afin d'éviter une vérification constante des e-mails qui entrave la productivité.

2. Rangez vos fichiers et dossiers

Organisez les fichiers numériques sur tous les appareils (ordinateurs, smartphones, tablettes) en suivant ces étapes :

- Créez une structure de dossiers simple et intuitive pour regrouper des fichiers similaires.
- Supprimez les fichiers dont vous n'avez plus besoin et sauvegardez les fichiers essentiels en externe ou sur le stockage en nuage pour les conserver.
- Utilisez des noms de fichiers descriptifs pour faciliter la localisation des fichiers à l'avenir.

- Nettoyez régulièrement l'écran de votre bureau pour maintenir un espace de travail ciblé.

3. Gérez vos applications et notifications

Examinez les applications installées sur vos appareils et supprimez celles que vous n'utilisez plus ou que vous trouvez gênantes. Personnalisez les notifications et les paramètres de l'application pour donner la priorité à ceux qui vous intéressent.

4. Restreindre le temps d'écran

Fixez des limites au temps que vous passez sur vos appareils pour des activités non essentielles comme les réseaux sociaux ou les jeux. Utilisez les fonctionnalités de surveillance du temps d'écran intégrées sur vos appareils ou utilisez des applications tierces pour surveiller votre utilisation et vous responsabiliser.

5. Débranchez régulièrement

Créez une routine consistant à réserver du temps pour des activités qui n'impliquent pas d'appareils numériques comme la lecture, l'exercice ou passer du temps avec des êtres chers. Envisagez une désintoxication numérique, qui peut durer de quelques heures à une semaine ou plus, pour renouer avec le monde hors ligne et donner à votre esprit et à votre corps une pause loin des distractions numériques.

4.1.3 Utilisation consciente de la technologie

Le désencombrement numérique ne consiste pas seulement à éliminer les excès de votre vie numérique, mais aussi à utiliser consciencieusement la technologie. Incorporez ces habitudes pour une vie numérique plus intentionnelle et consciente :

- Privilégiez la monotâche au multitâche pour améliorer la concentration et la productivité.
- Déconnectez-vous des comptes de médias sociaux lorsqu'ils ne sont pas utilisés pour réduire la tentation d'un défilement insensé.
- Utilisez le mode Ne pas déranger ou Avion lors de sessions de travail ciblées, de moments en famille ou lorsque vous vous détendez pour la journée.
- Allouez des moments précis dans votre routine pour consulter les médias sociaux ou les mises à jour des actualités afin d'éviter d'être inondé d'informations tout au long de la journée.

En fin de compte, simplifier votre vie numérique est un processus itératif qui nécessite une maintenance régulière et un effort conscient. En désencombrant vos espaces numériques, en gérant le temps d'écran et en adoptant des habitudes conscientes, vous pouvez créer une vie plus concentrée, productive et paisible, à la fois en ligne et hors ligne.

5. Pleine Conscience et Méditation : Cultiver la Paix Intérieure dans un Monde Connecté

Les bienfaits de la pleine conscience et de la méditation dans un monde connecté

Dans un monde où le paysage numérique évolue constamment, il peut être difficile de trouver des moments de calme mental. La connectivité constante fournie par les smartphones, les médias sociaux et Internet peut engendrer de l'anxiété, du stress et un sentiment perpétuel de distraction. Bien que les progrès technologiques aient sans aucun doute rendu nos vies plus pratiques à bien des égards, ils ont également le potentiel de nuire à notre bien-être mental. Par conséquent, se tourner vers les pratiques de pleine conscience et de méditation peut s'avérer être un outil essentiel pour retrouver l'équilibre, favoriser la clarté mentale et cultiver la paix intérieure.

Comprendre la pleine conscience

À la base, la pleine conscience est la pratique de devenir plus conscient du moment présent, sans jugement. Cette conscience accrue s'étend à vos pensées, vos émotions, vos sensations corporelles et votre environnement. En cultivant la pleine conscience, vous pouvez apprendre à réagir plus consciemment à vos pensées et à vos émotions, plutôt que de simplement réagir par habitude ou par pilote automatique.

La méditation comme pratique de pleine conscience

La méditation est l'un des moyens les plus efficaces pour développer la pleine conscience. Il existe de nombreuses formes de méditation, mais la plupart impliquent une combinaison d'attention focalisée, de conscience ouverte et d'attitude sans jugement. Une pratique régulière de la méditation peut aider à entraîner l'esprit à être présent, moins réactif et mieux équipé pour gérer le flux constant de stimuli offert par notre monde numérique.

La Digital Detox : se reconnecter à soi et au monde

Une méthode efficace pour intégrer la pleine conscience et la méditation dans votre vie consiste à vous engager périodiquement dans une cure de désintoxication numérique. En éteignant vos appareils, en vous déconnectant des réseaux sociaux et en vous consacrant du temps à une réflexion tranquille, vous pouvez créer un environnement plus propice à la pleine conscience et à la méditation.

Une détox numérique ne signifie pas nécessairement renoncer complètement à la technologie. Au lieu de cela, cela implique de découper des moments et des espaces spécifiques dans votre routine quotidienne pour être sans appareil. Cela peut être aussi simple que de désigner les 30 premières et dernières minutes de chaque journée sans technologie, ou aussi impliqué que de planifier une retraite de week-end dédiée à la pleine conscience et à la reconnexion avec la nature.

Pratiques de pleine conscience pour la vie quotidienne

En plus des séances de méditation formelles, de nombreuses activités quotidiennes peuvent aider à cultiver la pleine conscience. Ces pratiques peuvent être facilement intégrées à votre routine quotidienne, même au milieu d'un style de vie occupé et dominé par le numérique.

1. *Manger en pleine conscience* : Manger lentement et en pleine conscience améliore non seulement la digestion, mais peut également être un exercice de pleine conscience. En vous concentrant sur le goût, la texture et l'arôme de chaque bouchée, vous pouvez prendre conscience du moment présent et ressentir

un plus grand sentiment de satisfaction et de plaisir de vos repas.
2. *Méditation en marchant* : La marche peut être l'occasion de pratiquer la pleine conscience et la méditation. Pendant que vous marchez, concentrez votre attention sur la sensation de vos pieds touchant le sol ou sur votre respiration. Cela peut aider à cultiver un sentiment de présence et de conscience du moment présent.
3. *Exercices de respiration profonde* : Des respirations profondes et lentes aident à activer le système nerveux parasympathique du corps, qui neutralise la réponse au stress. En vous concentrant intentionnellement sur votre respiration chaque fois que vous vous sentez stressé ou dépassé, vous pouvez apporter un moment de pleine conscience et de répit dans votre journée.
4. *Journal de gratitude* : Tenir un journal de gratitude peut aider à diriger votre attention vers les aspects positifs de votre vie. Cette pratique peut entraîner l'esprit à rechercher des choses pour lesquelles être reconnaissant, ce qui à son tour favorise un sentiment de bonheur et de contentement.

Abandonner le besoin d'une connectivité constante

En fin de compte, intégrer des pratiques de pleine conscience et de méditation dans votre vie est une étape essentielle pour abandonner le besoin incessant d'engagement numérique. En consacrant des moments et des espaces spécifiques à l'introspection et à la déconnexion, vous pouvez établir une relation plus saine avec la technologie - une relation qui vous permet de vous épanouir dans votre vie numérique sans vous sentir submergé par elle.

N'oubliez pas que la pleine conscience et la méditation ne sont pas censées être un régime rigide, mais plutôt un ensemble flexible d'outils qui peuvent être adaptés à vos besoins et à votre style de vie. Adopter une désintoxication numérique et une existence consciente dans notre monde connecté peut aider à favoriser une plus grande clarté mentale, une paix intérieure et un bien-être général.

5. Pleine Conscience et Méditation : Cultiver la Paix Intérieure dans un Monde Connecté

En cette ère numérique, nos vies sont continuellement entrelacées avec la technologie. Les smartphones, les réseaux sociaux, les e-mails et d'innombrables autres plateformes facilitent notre connexion constante au monde virtuel. Bien que ces outils aient certainement leurs avantages, ils peuvent également contribuer à des sentiments de stress, d'anxiété et de déconnexion de notre moi intérieur. En conséquence, la pleine conscience et la méditation sont devenues des pratiques vitales pour ceux qui cherchent à rétablir l'équilibre et à promouvoir la paix intérieure dans un monde de plus en plus connecté.

5.1 Comprendre la pleine conscience et la méditation

À la base, la pleine conscience et la méditation sont des pratiques qui encouragent la conscience du moment présent et favorisent une connexion profonde avec soi-même.

La pleine conscience est la pratique consistant à diriger consciemment votre attention sur le moment présent, tout en maintenant une attitude de non-jugement et d'ouverture d'esprit. Cette pratique encourage les individus à observer leurs pensées, leurs sentiments et leurs sensations corporelles sans se laisser entraîner dans des jugements ou des évaluations. Le but de la pleine conscience est de cultiver une plus grande conscience de soi et de développer une relation plus compatissante avec soi-même et avec le monde.

La méditation est une pratique complémentaire à la pleine conscience qui consiste à réserver du temps pour se concentrer et développer la conscience d'un objet, d'une sensation ou d'un processus mental particulier. La méditation peut prendre de nombreuses formes, telles que la conscience de la respiration, la méditation de bienveillance ou la visualisation guidée. Le but de la méditation est d'entraîner l'esprit à maintenir la concentration et la clarté, tout en favorisant un sentiment de tranquillité intérieure et d'équanimité.

5.2 Intégrer la pleine conscience et la méditation dans votre désintoxication numérique

Intégrer la pleine conscience et la méditation dans votre détox numérique est un moyen efficace de contrer la tendance à se perdre dans le monde virtuel et de retrouver votre sentiment de paix intérieure. Voici quelques façons d'intégrer ces pratiques dans votre vie quotidienne :

- **Commencez petit :** Commencez par réserver quelques minutes chaque jour pour la pratique de la pleine conscience ou de la méditation. Augmentez progressivement la durée au fur et à mesure que vous vous familiarisez avec les techniques et que vous commencez à en ressentir les bienfaits.
- **Créez un espace de méditation :** Désignez un endroit calme et confortable de votre maison comme espace de méditation. Il peut s'agir d'un coin de votre

chambre, d'un endroit sur le sol de votre salon ou même d'un coussin près d'une fenêtre. Avoir un espace dédié à la méditation facilitera l'établissement d'une pratique cohérente.

- **Mettez en place des pauses conscientes :** prenez l'habitude de prendre des pauses régulières tout au long de la journée pour calmer votre esprit et vous concentrer sur votre respiration. Cela peut être aussi simple que de faire une pause à votre bureau pour quelques respirations profondes ou de faire une courte promenade à l'extérieur pour renouer avec la nature.
- **Limiter le temps d'écran :** L'un des principaux objectifs d'une cure de désintoxication numérique est de réduire l'exposition aux écrans et aux appareils numériques. Établissez des limites autour de votre utilisation de la technologie, comme éviter les écrans juste avant de vous coucher ou réserver des heures précises pour consulter vos courriels et les médias sociaux.
- **Explorez différentes techniques de méditation :** Il existe d'innombrables méthodes et techniques de méditation disponibles, alors n'ayez pas peur d'explorer différentes options pour trouver celle qui résonne avec vous. Certaines méthodes populaires incluent la respiration consciente, les scans corporels et la méditation en marchant.
- **Rejoignez un groupe ou un cours de méditation :** Pratiquer la méditation avec d'autres peut être un moyen utile de rester responsable et d'approfondir votre pratique. Cherchez des groupes de méditation locaux ou assistez à un cours dans votre studio de yoga local.

5.3 Les bienfaits de la pleine conscience et de la méditation dans un monde connecté

La pratique de la pleine conscience et de la méditation offre une myriade d'avantages qui peuvent contrebalancer les défis de l'ère numérique, notamment :

- **Réduction du stress et de l'anxiété :** De nombreuses études ont montré que les pratiques de pleine conscience et de méditation peuvent réduire les niveaux de stress et d'anxiété, ainsi que favoriser la stabilité émotionnelle et la résilience.
- **Amélioration de la concentration et de la concentration :** développer la conscience du moment présent grâce à la méditation entraîne l'esprit à être plus concentré et moins sujet à la distraction, ce qui est une compétence inestimable à une ère de connexion numérique constante.
- **Une plus grande conscience de soi :** grâce à une pratique constante de la pleine conscience, les individus peuvent expérimenter une conscience de soi accrue et une plus grande intelligence émotionnelle, ce qui leur permet de prendre des décisions plus éclairées et de réagir efficacement aux situations difficiles.
- **Créativité et résolution de problèmes améliorées :** de nombreuses personnes déclarent avoir fait l'expérience d'une plus grande créativité et d'une capacité accrue à sortir des sentiers battus après une séance de méditation ou de pleine conscience.
- **Connexion plus profonde au moment présent :** Cultiver une appréciation du moment présent peut aider les individus à se sentir moins submergés par le rythme rapide du monde numérique et à se connecter véritablement avec les expériences et les personnes dans leur vie.

En intégrant la pleine conscience et la méditation dans votre désintoxication numérique, vous pouvez reprendre le contrôle de votre utilisation de la technologie et favoriser un plus grand sentiment de paix intérieure et d'harmonie. Le résultat est une existence plus équilibrée et épanouissante dans notre monde connecté et en évolution rapide.

5.1 L'importance de la pleine conscience et de la méditation à l'ère numérique

5.1.1 Pourquoi la pleine conscience et la méditation sont importantes

À l'ère de la connectivité constante, nos esprits sont constamment bombardés d'un flux infini d'informations, de notifications et de distractions numériques. Bien que ces avancées aient fourni une commodité et un accès à l'information sans précédent, elles ont également eu un effet insidieux sur notre santé mentale et notre qualité de vie en général. La nécessité de la pleine conscience et de la méditation à l'ère numérique d'aujourd'hui n'a jamais été aussi importante, car les deux pratiques offrent un moyen accessible et efficace de retrouver l'équilibre et la paix intérieure au milieu du chaos.

La pleine conscience, à la base, concerne la conscience et la présence. Il s'agit d'être pleinement conscient de vos pensées, de vos émotions et des sensations de votre corps au fur et à mesure qu'elles surviennent, sans distraction ni jugement. Cette conscience du moment présent vous permet de cultiver une connexion plus profonde avec vous-même et de vivre véritablement chaque aspect de votre vie, à l'abri du bruit et de l'encombrement qui imprègnent si souvent notre existence quotidienne dans un monde dominé par le numérique.

De même, la méditation est une pratique profonde qui transcende le temps et les conventions religieuses. Enracinée dans la sagesse ancienne, cette pratique a été largement reconnue pour son impact remarquable sur le bien-être mental et physiologique. L'objectif principal de la méditation est d'atteindre une relaxation profonde et un état mental concentré et serein en entraînant l'esprit à devenir calme et concentré, même au milieu du chaos et des perturbations.

5.1.2 Pratiques pour débrancher et cultiver la paix intérieure

Retrouver la paix intérieure dans un monde connecté est possible, malgré la prévalence des distractions numériques, grâce à la pratique régulière de la pleine conscience et de la méditation. Voici quelques méthodes efficaces à intégrer dans votre quotidien, permettant à l'équilibre et à la tranquillité de prévaloir :

1. **Désintoxication numérique intentionnelle** : Réservez des moments et des périodes spécifiques pour vous déconnecter des appareils numériques et concentrez-vous intentionnellement sur d'autres activités pour vous immerger pleinement - que ce soit lire, cuisiner ou passer du temps avec vos proches. Cet effort conscient de déconnexion cultive la pleine conscience en vous permettant d'être pleinement présent dans chaque entreprise, libre des distractions qui imprègnent si souvent nos expériences quotidiennes.
2. **Mindful Breathing** : Portez votre attention sur votre respiration tout au long de la journée, en particulier lorsque vous vous sentez dépassé ou face à l'assaut des distractions numériques. Des inspirations et des expirations calmes et régulières peuvent vous aider à

vous ancrer dans le moment présent, vous offrant un refuge contre le chaos extérieur et vous ancrant dans un état de paix intérieure.

3. **Analyses corporelles** : Vérifiez périodiquement avec votre corps pour remarquer tout signe de tension ou d'inconfort, et utilisez cette prise de conscience comme signal pour libérer toute tension physique ou cognitive. En vous engageant régulièrement dans des scans corporels, non seulement vous favorisez la relaxation, mais vous devenez également plus en phase avec les changements subtils de votre corps, favorisant une approche holistique de la paix intérieure.

4. **Méditation** : Engagez-vous dans une méditation régulière, en commençant par quelques minutes chaque jour et en augmentant progressivement la durée au fur et à mesure que vous devenez plus à l'aise avec la pratique. Il existe d'innombrables techniques de méditation que vous pouvez explorer, de la simple observation de votre respiration à la poursuite de pratiques plus structurées telles que l'amour bienveillant ou les méditations guidées par l'imagerie. Quelle que soit votre préférence, la pratique constante de la méditation améliorera votre capacité à remarquer et à naviguer dans les distractions numériques, vous permettant de rester concentré et détendu même au milieu de la clameur.

5. **Immersion Nature** : Prenez le temps de passer du temps dans la nature, loin de l'agitation de la vie moderne. Cela pourrait impliquer de faire une promenade dans le parc ou de planifier une escapade d'un week-end dans un cadre naturel serein. La tranquillité et la beauté de la nature ont un effet apaisant sur nos esprits, aidant à atténuer les effets néfastes de la connectivité perpétuelle.

5.1.3 Les avantages d'un mode de vie conscient et méditatif

En intégrant la pleine conscience et la méditation dans votre vie, vous pouvez profiter d'une myriade d'avantages qui vont bien au-delà de la neutralisation des effets de la surcharge numérique :

- **Réduction du stress et de l'anxiété** : Les pratiques de pleine conscience et de méditation sont largement reconnues pour leurs puissantes propriétés anti-stress, car elles favorisent naturellement la libération des tensions et la restauration de la paix dans le corps et l'esprit.
- **Accent et concentration améliorés** : Ces pratiques nécessitent le développement et le raffinement de la compétence pour maintenir l'attention concentrée sur un seul point, que ce soit la respiration, un mantra ou une sensation spécifique dans le corps. En conséquence, vous bénéficierez d'une plus grande clarté mentale et de la capacité de vous concentrer plus facilement sur les tâches et les responsabilités.
- **Conscience de soi accrue** : À mesure que la conscience du moment présent s'approfondit, votre connexion avec vous-même augmente également. Cette meilleure conscience de soi vous permettra de mieux comprendre vos schémas de pensée, vos déclencheurs émotionnels et vos habitudes inconscientes, vous permettant de cultiver des comportements plus sains et plus intentionnels.
- **Une plus grande résilience émotionnelle** : Avec une pratique régulière de la pleine conscience et de la méditation, vous développerez une capacité accrue à gérer habilement les émotions et les situations difficiles, permettant la résilience face à l'adversité.

- **Amélioration de la santé physique** : La recherche a montré que ces pratiques ont un impact remarquable sur la santé physique, allant de la réduction des niveaux de cortisol et de la pression artérielle à une immunité renforcée et à des habitudes de sommeil plus saines.

En conclusion, alors que la société moderne poursuit ses progrès technologiques rapides, il devient de plus en plus essentiel de donner la priorité à la pleine conscience et à la méditation au milieu du chaos numérique. En consacrant du temps à débrancher et à cultiver la paix intérieure, nous nous dotons non seulement des outils pour naviguer habilement dans les distractions numériques, mais nous dévoilons également une connexion plus profonde avec nous-mêmes et notre monde.

5.1 Comprendre la pleine conscience et la méditation dans un monde numérique

Dans le monde d'aujourd'hui, nous nous noyons continuellement dans un océan de gadgets numériques, de notifications sur les réseaux sociaux et d'e-mails professionnels. Alors que nous devenons de plus en plus attachés à nos appareils, il peut être incroyablement difficile de trouver la paix intérieure et de rester connecté au moment présent. L'utilisation excessive de la technologie nuit à notre concentration mentale, à notre santé physique et à notre bien-être émotionnel. Nous ressentons constamment le besoin de vérifier nos téléphones, même lorsqu'il n'y a pas de nouveau message ou de notification. Cette obsession a rendu plus critique que jamais l'intégration de la pleine conscience et de la méditation dans nos vies pour mieux naviguer dans le monde connecté.

Qu'est-ce que la Pleine Conscience ?

La pleine conscience est un état mental atteint en se concentrant sur le moment présent tout en reconnaissant et en acceptant calmement vos sentiments, pensées et sensations corporelles sans jugement. Cela implique de prêter attention au processus plutôt qu'au contenu de nos expériences. En étant pleinement présent dans l'instant présent, nous pouvons vivre avec plus de conscience, de compréhension et de paix intérieure.

Qu'est-ce que la Méditation ?

La méditation est une pratique où les individus utilisent des techniques spécifiques telles que la concentration sur leur respiration ou la visualisation mentale pour atteindre un état mental clair et émotionnellement calme. Cela implique d'entraîner l'esprit à développer la concentration, la clarté, la positivité émotionnelle et une vision calme de la vraie nature des choses. La méditation peut durer de plusieurs minutes à plusieurs heures, selon les préférences et le confort de chacun.

Le lien entre la pleine conscience et la méditation

La pleine conscience et la méditation sont des pratiques interconnectées qui aident à cultiver la paix intérieure, la conscience de soi et l'équilibre émotionnel. Alors que la pleine conscience est un état d'être, la méditation est une activité qui aide à atteindre cet état. Pratiquer la méditation de pleine conscience peut vous aider à développer une approche consciente de la vie quotidienne, vous permettant de vous libérer de l'attraction constante des distractions numériques et de vivre le moment présent.

5.2 Avantages de la pleine conscience et de la méditation à l'ère numérique

1. **Conscience de soi accrue** : En apprenant à prêter attention à vos pensées, vos sentiments et vos sensations physiques, vous pouvez devenir plus conscient de votre état intérieur et mieux comprendre vos schémas émotionnels. La pleine conscience et la méditation vous aident à reconnaître et à modifier les schémas de pensée négatifs, améliorant ainsi votre bien-être émotionnel.

2. **Réduction du stress et de l'anxiété** : Le bombardement constant de stimuli numériques pèse sur notre niveau de stress. Pratiquer la méditation de pleine conscience réduit le stress en activant le système nerveux parasympathique, ce qui vous aide à entrer dans un état détendu. En apprenant à vous concentrer sur votre respiration, vous pouvez détourner votre attention des pensées anxieuses et prendre le contrôle de vos émotions.

3. **Amélioration de l'attention et de la concentration** : le flux continu de notifications, de messages et d'informations provenant de plusieurs sources numériques peut fragmenter notre attention et rendre difficile la concentration sur des tâches importantes. Pratiquer la pleine conscience et la méditation vous aide à reprendre le contrôle de votre attention, ce qui améliore la productivité et la concentration sur les tâches à accomplir.

4. **Intelligence émotionnelle améliorée** : La pleine conscience et la méditation vous permettent d'observer vos pensées et vos émotions sans y réagir de manière impulsive. Cela vous aide à développer un sens aigu de la conscience émotionnelle et de l'empathie envers vous-même et les autres,

améliorant ainsi les relations interpersonnelles dans les sphères personnelles et professionnelles.

5. **Utilisation équilibrée de la technologie** : L'intégration de la méditation de pleine conscience dans votre vie peut vous aider à développer une relation plus saine avec la technologie. Au fur et à mesure que vous devenez plus conscient de vos pensées et de vos actions, vous pouvez faire des choix conscients quant au moment où vous devez vous engager avec les appareils numériques et quand vous éloigner, ce qui conduit à une utilisation plus consciente de la technologie.

5.3 Techniques de pleine conscience et de méditation pour la désintoxication numérique

5.3.1 Respiration consciente

L'une des techniques de méditation de pleine conscience les plus simples et les plus efficaces est la respiration consciente. Cette pratique consiste à concentrer votre attention sur votre respiration lorsqu'elle entre et sort de votre corps. Utilisez les étapes suivantes pour pratiquer la respiration consciente :

- Trouvez un endroit calme et confortable pour vous asseoir en position verticale avec le dos droit.
- Fermez les yeux et respirez profondément en inspirant lentement par le nez et en expirant par la bouche.
- Concentrez-vous sur votre schéma respiratoire naturel, en observant le mouvement de votre poitrine,

de votre cage thoracique et de votre diaphragme pendant que vous respirez.
- Si votre esprit vagabonde, ramenez doucement votre concentration sur votre respiration sans jugement.
- Entraînez-vous pendant 5 à 10 minutes, en augmentant progressivement la durée au fur et à mesure que vous vous familiarisez avec la pratique.

5.3.2 Méditation par scan corporel

La méditation par balayage corporel est une technique de pleine conscience qui consiste à prêter attention à différentes parties de votre corps de manière systématique. Cette technique augmente la conscience des sensations corporelles, favorise la relaxation et peut être une pratique utile avant le coucher. Pour pratiquer la méditation par balayage corporel :

- Allongez-vous sur le dos dans une position confortable.
- En commençant par vos pieds et en remontant le long de votre corps, portez votre attention sur chaque partie de votre corps à tour de rôle.
- Reconnaissez toute sensation ou tension sans jugement et laissez-la aller, permettant à la relaxation de prendre sa place.
- Passez un peu de temps sur chaque partie du corps avant de passer à la suivante, en remontant jusqu'au sommet de votre tête.
- Une fois que vous avez terminé de scanner tout votre corps, ramenez votre attention sur votre respiration pendant quelques instants avant de mettre fin à la méditation.

5.3.3 Utilisation consciente de l'appareil

Comme la technologie numérique fait partie intégrante de nos vies, il est essentiel de développer des habitudes conscientes lors de l'utilisation d'appareils numériques. Voici quelques conseils pour une utilisation consciente de l'appareil :

- Définissez des heures désignées pour vérifier les e-mails et les comptes de médias sociaux, au lieu de répondre à chaque notification au fur et à mesure.
- Soyez pleinement présent lors de vos interactions sociales, qu'elles soient en personne ou virtuelles, en rangeant vos appareils et en accordant toute votre attention à la personne avec qui vous êtes.
- Établissez des zones et des heures sans technologie, comme pendant les repas ou avant le coucher, pour créer des périodes de routine de déconnexion des distractions numériques.
- Utilisez des applications qui suivent et limitent le temps d'écran ou encouragent la méditation et la pleine conscience, comme Headspace, Calm ou Moment, pour soutenir votre parcours de désintoxication numérique.

Intégrer des pratiques de pleine conscience et de méditation dans votre routine quotidienne peut vous aider à cultiver la paix intérieure et une relation équilibrée avec la technologie. Soyez patient et doux avec vous-même tout au long de votre voyage et rappelez-vous que le but ultime est de vivre une vie plus connectée, présente et significative.

Pleine Conscience et Méditation : Cultiver la Paix Intérieure dans un Monde Connecté

Introduction : Un monde de distractions

Dans le monde hyperconnecté d'aujourd'hui, les distractions nous entourent sous la forme de notifications, d'e-mails, de réseaux sociaux et de mises à jour. Bien que ces avancées technologiques soient pratiques et nous aident à rester connectés, il est facile pour l'esprit d'être submergé, anxieux et de perdre le contact avec la paix intérieure et la concentration essentielles dont nous avons besoin pour prospérer.

Maintenant plus que jamais, le bien-être durable est enraciné dans la capacité à cultiver la pleine conscience et la paix intérieure même au sein de nos vies connectées. Dans ce monde de plus en plus occupé, nous devons apprendre à entraîner notre esprit à nous concentrer, à gérer le stress et à maintenir l'équilibre en incorporant des pratiques conscientes telles que la méditation dans notre vie quotidienne.

Qu'est-ce que la Pleine Conscience ?

La pleine conscience est un état mental atteint en dirigeant intentionnellement votre attention et votre conscience vers le moment présent, en reconnaissant et en acceptant calmement vos sentiments, vos pensées et vos sensations corporelles. Le but ultime est de cultiver une conscience sans jugement des événements en nous et autour de nous simultanément.

En utilisant la pleine conscience, nous pouvons réduire les pensées et réactions négatives automatiques, augmenter la conscience de soi et nous concentrer sur le moment présent. Cet état d'esprit centré contribue à améliorer le bien-être émotionnel et mental, nous rendant plus résilients pour surmonter les défis de la vie.

Méditation : un outil pour cultiver la pleine conscience

La méditation est une pratique ancienne utilisée depuis des siècles pour cultiver la pleine conscience en favorisant une conscience ciblée et sans jugement du moment présent. Il existe différents types de méditation, notamment :

1. **Méditation d'attention focalisée** : Au cours de ce type de méditation, le praticien se concentre sur un seul point de focalisation, comme sa respiration, un mantra ou un son, ou un objet visuel. Au fur et à mesure que l'attention s'éloigne du point focal, le praticien doit la ramener doucement sans jugement.

2. **Méditation par balayage corporel** : Ce type de méditation consiste à porter votre attention sur chaque partie de votre corps, en partant de vos orteils et en remontant jusqu'à votre tête, en observant toutes les sensations ou tensions présentes sans jugement.

3. **Méditation de l'amour bienveillant** : Cette méditation encourage les pratiquants à cultiver des sentiments de compassion et d'amour pour eux-mêmes, leurs proches, les étrangers et même les ennemis. Cela implique de concentrer l'esprit sur le développement d'émotions positives et de les diriger vers les autres.

4. **Réduction du stress basée sur la pleine conscience (MBSR)** : Développé par Jon Kabat-Zinn, le MBSR est un programme de huit semaines qui combine méditation de pleine conscience, pratiques de conscience corporelle et yoga. Il a été démontré que MBSR améliore le bien-être mental, diminue les niveaux de stress et augmente la satisfaction globale de la vie.

En pratiquant régulièrement la méditation, on peut renforcer son muscle de pleine conscience et calmer efficacement le bruit mental qui contribue au stress, à l'anxiété et à d'autres émotions négatives.

Conseils pour intégrer la pleine conscience et la méditation dans votre routine quotidienne

Il peut sembler intimidant d'intégrer la pleine conscience et la méditation dans un emploi du temps déjà chargé. Cependant, rappelez-vous que même quelques minutes chaque jour peuvent apporter des avantages remarquables. Voici quelques conseils pour vous aider à bâtir une pratique durable.

1. **Commencez petit** : visez à méditer quelques minutes par jour, en augmentant progressivement la durée au fil du temps. Vous pouvez utiliser des applications de méditation guidée ou assister à des cours locaux pour vous aider au départ.
2. **Créez une routine** : Intégrez la méditation à votre routine quotidienne, idéalement à la même heure chaque jour. Cela peut être juste après le réveil, pendant l'heure du déjeuner ou avant le coucher.
3. **Désignez un espace de méditation** : Créez un espace confortable et tranquille pour votre pratique de la méditation. Vous pouvez utiliser des coussins, des couvertures, des bougies ou tout autre élément qui inspire une sensation de calme et de détente.
4. **Concentrez-vous sur votre respiration** : L'une des techniques de méditation les plus simples consiste à vous concentrer sur votre respiration. Inspirez profondément en sentant l'air remplir vos poumons et expirez lentement en remarquant la sensation du souffle quittant votre corps.

5. **Pratiquez la pleine conscience tout au long de la journée** : Cultivez la pleine conscience en vous concentrant sur le moment présent. Lorsque vous êtes engagé dans une activité, notez les différentes expériences sensorielles, les émotions et les pensées qui surviennent sans jugement.
6. **Soyez patient et compatissant** : Il est naturel que l'esprit vagabonde pendant la méditation. Lorsque cela se produit, redirigez doucement votre concentration sans jugement ni frustration. Développez l'auto-compassion et la patience avec vos progrès.

Conclusion

Dans un monde en évolution rapide, rempli de distractions et de facteurs de stress, il est d'autant plus essentiel de donner la priorité à notre bien-être mental et émotionnel. En cultivant la pleine conscience et en intégrant les pratiques de méditation dans notre vie quotidienne, nous pouvons cultiver la paix intérieure, améliorer nos relations avec nous-mêmes et les autres, et améliorer notre qualité de vie globale.
Prenez le temps de débrancher et de nourrir votre monde intérieur, même au milieu du chaos du monde extérieur.

6. Nourrir des connexions significatives : adopter des conversations hors ligne

Redéfinir la conversation réelle dans un monde numérique

À l'ère numérique dans laquelle nous vivons aujourd'hui, les appareils font désormais partie intégrante de notre vie quotidienne. Qu'il s'agisse de travailler, de rester en contact avec la famille et les amis ou de suivre l'actualité, nous dépendons d'Internet pour rester connectés 24h/24 et 7j/7. Bien que la technologie soit un outil essentiel pour nous maintenir engagés, elle a également transformé la façon dont nous communiquons les uns avec les autres. Les distractions constantes causées par les notifications, les bourdonnements et les bips conduisent souvent à des connexions superficielles et nous font oublier l'importance de conversations réelles et significatives.

Dans ce chapitre, nous explorerons pourquoi adopter des conversations hors ligne est vital pour notre santé mentale et nos relations, et comment nous pouvons commencer à entretenir des relations significatives sans avoir besoin d'un écran.

Le pouvoir de l'interaction en face à face

Les conversations en face à face ont un pouvoir unique pour favoriser les relations humaines. Ils nous permettent de voir et de ressentir les émotions des personnes avec lesquelles nous communiquons - qu'il s'agisse d'un sourire ou d'une larme, d'un hochement de tête ou d'un froncement de sourcils - et de réagir en conséquence. Ces indices non verbaux nous permettent d'établir la confiance, la compréhension et l'empathie, menant finalement à des relations plus profondes et plus significatives.

De plus, s'engager dans des interactions hors ligne nous encourage à devenir de meilleurs auditeurs, avec l'attention sans partage que nous accordons à la personne en face de nous. Prendre le temps d'écouter vraiment les pensées, les expériences et les émotions de quelqu'un permet un échange précieux d'idées et de compréhension.

Se déconnecter pour se reconnecter

Afin d'entretenir des connexions hors ligne plus importantes, nous devons d'abord nous débrancher de nos appareils et nous immerger dans le monde physique qui nous entoure. Commencez par désigner des moments précis de votre journée où vous mettez de côté vos appareils et communiquez en face à face avec ceux qui vous entourent. Cela peut signifier partager un repas, faire une promenade ou simplement s'asseoir pour une conversation. L'idée est de faire un effort conscient pour être présent et pleinement attentif pendant ces moments.

Donnez aux conversations significatives le temps et l'espace qu'elles méritent en :

- Désactiver les notifications : désactivez votre téléphone ou mettez-le en mode silencieux pour minimiser les distractions pendant les conversations.
- Désignation de zones sans appareil : Désignez des zones de votre maison ou de votre bureau comme des zones sans appareil où vous pouvez vous déconnecter et engager des conversations significatives avec d'autres.
- Planifier du temps hors ligne régulier : Prenez l'habitude de réserver du temps hors ligne régulier pour dialoguer avec vos amis, votre famille et vos proches.
- Pratiquer l'écoute active : Faites un effort conscient pour écouter activement la personne à qui vous parlez, en reconnaissant ses pensées et ses sentiments.

Conseils pour s'engager dans des conversations hors ligne

Pour renouer avec l'art de la conversation significative, considérez les étapes suivantes :

1. **Partagez des histoires et des expériences personnelles** : Plongez plus profondément que les petites conversations informelles et partagez vos pensées, vos croyances et vos émotions de manière authentique - cela crée des liens qui durent.
2. **Posez des questions ouvertes** : évitez les questions qui aboutiront à une simple réponse « oui » ou « non ». Au lieu de cela, posez des questions qui encouragent des discussions approfondies et permettent à l'autre personne d'exprimer ses opinions.
3. **Faites preuve d'empathie** : mettez-vous à la place de l'autre personne et essayez sincèrement de comprendre ses émotions, ses pensées et son point de vue. Donnez-leur le cadeau de votre présence et de votre attention sans partage.
4. **Embrassez le silence** : Il est naturel que des moments de silence se produisent au cours d'une conversation. Au lieu de vous sentir obligé de remplir le silence, embrassez-le et appréciez-le comme une chance de traiter vos pensées et vos émotions.
5. **Évitez d'interrompre** : Devenez un auditeur plus attentif en essayant d'éviter d'interrompre les autres, même si c'est avec des conseils ou des commentaires bien intentionnés. Donnez à l'autre la liberté de s'exprimer pleinement.

Favoriser une communication plus profonde avec vos proches

Alors que vous prenez des mesures pour cultiver des conversations hors ligne significatives, envisagez d'apporter cette pratique à vos relations les plus proches - avec votre famille, votre partenaire et vos amis les plus chers. Il est important de faire des efforts délibérés et cohérents pour passer du temps de qualité en face à face avec ceux qui nous tiennent le plus à cœur.

Essayez des activités qui encouragent une communication et des liens sains, comme :

- Dîners de famille réguliers avec une règle sans appareil
- Participer à des passe-temps ou à des centres d'intérêt ensemble
- Partir en vacances ou en week-end
- Collaborer sur des projets ou des objectifs personnels

En adoptant des conversations hors ligne et en étant attentif à nos pratiques de communication, nous pouvons créer des liens plus significatifs et favoriser des relations plus profondes avec les personnes qui nous entourent, loin des distractions de notre monde numérique. N'oubliez pas qu'il ne s'agit pas seulement de se déconnecter de nos appareils ; il s'agit de renouer avec les personnes qui nous sont chères et de vivre la beauté de chaque moment passé ensemble.

Pourquoi les conversations hors ligne sont importantes

Dans un monde de plus en plus dominé par la communication numérique, il est essentiel de se rappeler l'importance des conversations hors ligne pour former et entretenir les connexions qui comptent vraiment. Malgré la commodité et l'utilisation généralisée des méthodes de communication numériques, il leur manque un ingrédient clé pour cultiver des relations solides : la présence. Et la présence ne consiste pas seulement à être physiquement avec quelqu'un, cela va au-delà, c'est l'expérience de partager des moments, de s'ouvrir et de ressentir une véritable connexion. Ce chapitre explique comment et pourquoi adopter des conversations hors ligne peut apporter une profonde valeur à votre vie personnelle et professionnelle.

Les avantages des conversations hors ligne

1. **Augmentation de l'empathie et de la connexion émotionnelle** : Bien que la communication en ligne puisse sembler efficace, elle peut souvent conduire à un manque de connexion émotionnelle. Les conversations en personne favorisent la compréhension et l'empathie; à travers des indices non verbaux et des nuances émotionnelles, les messages sont communiqués à un niveau plus profond.

2. **Réduction des erreurs de communication** : dans la communication écrite ou en ligne, les messages peuvent souvent être mal compris ou mal interprétés, car les expressions faciales et les inflexions vocales sont absentes. Les conversations hors ligne réduisent la probabilité d'une telle mauvaise communication, vous permettant de transmettre vos pensées plus efficacement.

3. **Création de liens** : partager des expériences, des pensées et des émotions en personne est un moyen puissant de créer des liens solides avec des amis, la famille et des collègues. Ces expériences partagées sont la base d'un attachement et d'une confiance

profondément enracinés, essentiels à des relations saines.

4. **Croissance personnelle** : les conversations qui se déroulent hors ligne conduisent souvent à une croissance personnelle et à une meilleure conscience de soi. S'engager dans des discussions réfléchies ou stimulantes peut élargir vos perspectives et approfondir votre compréhension du monde et des gens qui vous entourent.

5. **Une plus grande confiance en la communication** : La pratique de la communication en face à face peut conduire à une confiance en soi accrue, à mesure que vous devenez plus à l'aise pour vous exprimer et naviguer dans des situations sociales. Cela peut, à son tour, conduire à la réussite personnelle et professionnelle.

Comment favoriser les conversations hors ligne

1. **Prévoyez du temps pour les interactions en face à face** : il est essentiel de privilégier les moments en personne, même si cela implique parfois de vous mettre en quatre. Planifiez des rencontres régulières, des appels téléphoniques ou des appels vidéo avec des amis proches et des membres de votre famille, ce qui vous permet de maintenir et d'entretenir vos relations.

2. **Définir des limites technologiques** : Adopter des conversations hors ligne signifie définir des limites avec vos appareils numériques. Établissez des zones dans votre maison où les smartphones et autres appareils électroniques sont interdits, comme la table à manger, pour encourager une conversation engageante pendant les repas.

3. **Soyez présent et conscient** : Lorsque vous vous engagez dans une communication en face à face,

évitez les distractions. Faites un effort conscient pour accorder toute votre attention à la personne à qui vous parlez, en établissant un contact visuel et en écoutant activement ce qu'elle a à dire. Pratiquer la pleine conscience pendant les conversations peut vous aider à mieux comprendre et à vous connecter avec les autres.

4. **Acceptez la vulnérabilité** : Permettez-vous d'être ouvert, honnête et vulnérable lors de conversations hors ligne. En révélant vos pensées, vos opinions et vos émotions, vous invitez les autres à faire de même, ce qui conduit à des conversations plus significatives et émotionnellement connectées.

5. **Cultivez l'empathie** : Lorsque vous vous engagez dans une communication en face à face, faites un effort pour comprendre et sympathiser avec les perspectives, les besoins et les émotions des autres. En faisant preuve d'empathie, non seulement vous renforcez vos relations, mais vous favorisez également des espaces sûrs pour l'exploration et la croissance.

Aller plus loin

Dans un monde rempli de distractions numériques et de conversations superficielles, rechercher et adopter des connexions hors ligne est essentiel pour le bien-être et la croissance personnelle. Le simple fait de donner la priorité aux conversations en face à face avec les personnes de votre vie peut avoir un impact profond sur vos relations et votre bonheur général. De plus, envisagez d'étendre votre réseau social grâce à diverses activités hors ligne, telles que rejoindre des clubs, assister à des ateliers ou pratiquer des loisirs de groupe.

Ne sous-estimez pas le pouvoir des conversations hors ligne pour favoriser l'empathie, renforcer les liens et enrichir votre vie. Il est temps de déposer nos appareils et de dialoguer avec les gens et le monde qui nous entoure. Après tout, en tant qu'êtres humains, notre capacité à nous connecter profondément les uns aux autres est l'un de nos atouts les plus précieux.

Construire des liens plus profonds grâce à des interactions en face à face

Dans le monde numérique en évolution rapide d'aujourd'hui, il peut être trop facile d'opter pour la commodité de la communication en ligne plutôt que pour les conversations en face à face. Bien que les avantages de la messagerie instantanée et des médias sociaux soient indéniables, il est essentiel de se rappeler l'immense valeur de s'asseoir et de se connecter avec quelqu'un en personne. Lorsque nous priorisons et engageons des conversations hors ligne significatives, nous sommes en mesure de construire des relations plus solides et plus épanouissantes - un aspect vital de la vie consciente.

Le pouvoir de la conversation en face à face

En tant qu'êtres humains, nous sommes intrinsèquement des êtres sociaux. Nous prospérons grâce à l'interaction et à la connexion, et certaines des expériences les plus profondes de notre vie sont des moments partagés avec les autres. Bien que les médias sociaux et d'autres plateformes en ligne puissent faciliter ces connexions à un niveau basique, il est important de reconnaître qu'ils ne peuvent pas remplacer la romance, la chaleur et l'authenticité uniques des conversations en face à face. Ici, nous explorons certaines des raisons cruciales pour lesquelles adopter des conversations hors ligne peut être profondément gratifiant :

1. Amélioration de l'empathie et de la connectivité émotionnelle : partager un espace physique avec une autre personne nous permet de communiquer non seulement par des mots, mais également par le contact visuel, le langage corporel et les expressions faciales. Ces signaux non verbaux fournissent des informations précieuses sur les émotions et les pensées des autres, favorisant une empathie, une compréhension et un lien émotionnel plus profonds.

2. Amélioration des capacités d'écoute : dans une conversation numérique, il est trop facile d'effectuer plusieurs tâches à la fois ou d'être distrait, ce qui entraîne un engagement superficiel et des compétences de communication plus faibles. Les conversations en face à face, en revanche, exigent toute notre attention et offrent la possibilité de pratiquer l'écoute active - une compétence inestimable pour tous les domaines de la vie.

3. Contexte et clarté : La communication textuelle peut être limitante, car des nuances importantes sont souvent perdues au milieu de la platitude des messages dactylographiés. Des malentendus peuvent facilement survenir, entraînant des sentiments blessés ou des conflits inutiles. En revanche, la richesse de la communication en face à face permet une plus grande clarté et compréhension car nous sommes capables d'observer et de répondre aux signaux verbaux et non verbaux.

4. Renforcer la confiance et l'authenticité : Les interactions en ligne, qui mettent l'accent sur une auto-présentation soigneusement gérée, peuvent encourager la superficialité et l'inauthenticité. Les conversations hors ligne, en revanche, fournissent une représentation plus précise de qui nous sommes, permettant aux autres de mieux nous connaître. Cela aide à renforcer la confiance et à approfondir les liens avec nos proches.

Conseils pour cultiver des conversations hors ligne significatives

Maintenant que nous avons exploré les nombreux avantages de s'engager dans des conversations en face à face, plongeons dans quelques conseils pratiques pour entretenir ces connexions :

1. Donner la priorité aux rencontres en personne : afin d'entretenir des relations plus profondes et plus satisfaisantes, il est essentiel que nous choisissions activement de faire des interactions en face à face une priorité dans nos vies. Planifiez consciemment des rencontres régulières en personne avec vos amis, votre famille et vos collègues en réservant du temps pour les repas, les sorties ou de simples promenades.

2. Soyez présent et attentif : Lorsque vous engagez une conversation, soyez pleinement présent et attentif à la personne à qui vous parlez. Faites un effort conscient pour écouter activement, en gardant un contact visuel et en utilisant un langage corporel ouvert pour signaler votre engagement.

3. Éteignez les appareils : L'un des moyens les plus efficaces de favoriser une véritable connexion avec les autres est d'éliminer les distractions potentielles. Lorsque vous rencontrez quelqu'un, faites un effort délibéré pour faire taire ou même éteindre vos appareils. Cela démontre du respect et donne la priorité à la conversation en cours.

4. Posez des questions ouvertes : encouragez des conversations plus approfondies en posant des questions qui invitent à l'élaboration et à la discussion. En approfondissant un sujet ou en partageant vos propres expériences, vous pouvez inviter une véritable perspicacité, compréhension et empathie.

5. Acceptez la vulnérabilité : Soyez prêt à partager vos pensées, vos sentiments et vos expériences authentiques, même si cela vous rend vulnérable. Cette ouverture peut faciliter une connexion et une compréhension réelles, aidant à favoriser des relations plus intimes et de confiance.

En conclusion, les conversations hors ligne font partie intégrante des relations significatives et peuvent améliorer considérablement notre bien-être émotionnel. En reconnaissant l'importance de l'interaction face à face et en cultivant activement ces liens, nous pouvons faire un pas important vers une vie consciente.

Adopter les conversations hors ligne : retrouver l'art perdu de la connexion

Alors que les plateformes de médias sociaux et les appareils électroniques nous promettent des connexions sans fin, sommes-nous toujours véritablement en contact avec les autres ? Dans un monde numérique toujours connecté, notre dépendance aux écrans et aux plateformes en ligne a créé un gouffre dans les conversations réelles, mettant en péril les amitiés, les relations et les liens familiaux.

On a beaucoup parlé des effets néfastes du temps d'écran, mais qu'en est-il des occasions perdues de se connecter avec les autres, de partager de nouvelles expériences ou de créer des souvenirs inoubliables ensemble ? Dans ce chapitre, nous explorerons pourquoi il est crucial de récupérer l'art perdu des conversations en face à face et comment vous pouvez entretenir des connexions significatives hors ligne.

La puissance de l'interaction authentique

Les conversations en face à face sont essentielles pour favoriser de véritables relations humaines. La présence humaine et le contact visuel approfondissent la compréhension mutuelle, et le toucher physique, comme les câlins ou une tape dans le dos, procure des bienfaits hormonaux qui améliorent notre bien-être général. Une véritable interaction crée une expérience partagée sur laquelle les deux parties peuvent s'appuyer, bénéficier et chérir.

Rien ne peut remplacer l'intensité émotionnelle obtenue grâce à des relations réelles. Les signaux sociaux, tels que le langage corporel et le ton de la voix, ne peuvent tout simplement pas être transmis de la même manière par la communication numérique. Ces nuances sont fondamentales pour établir la confiance, l'empathie et la camaraderie, et elles doivent être cultivées par le biais d'engagements en personne.

Prendre du temps pour les conversations hors ligne

Au fur et à mesure que notre durée d'attention se raccourcit et que nous devenons désenchantés par nos écrans, nous pouvons prendre la décision active de nous concentrer sur le monde hors ligne. Voici quelques façons de faire de la place pour des conversations enrichissantes :

1. **Établissez des limites pour l'utilisation numérique** : Établissez des périodes d'abstinence désignées de

l'électronique, comme une heure avant le coucher ou une journée pendant le week-end, et encouragez les membres de la famille à faire de même. Utilisez ce temps pour entamer une conversation, profiter d'un repas ensemble ou vous engager dans des activités épanouissantes.

2. **Créez des espaces de discussion sûrs** : les conversations et les discussions méritent un niveau d'importance, ce qui signifie qu'elles nécessitent un environnement non perturbé, sans interruptions ou distractions numériques. Établissez un espace commun dans votre maison, comme un salon ou un patio, où tout le monde peut se réunir pour échanger des pensées et des idées.

3. **Déclarez des zones sans écran** : Les bibliothèques, les parcs et les lieux extérieurs sont des espaces parfaits pour la conversation, dépourvus des distractions provoquées par les écrans. Utilisez ces sanctuaires pour dialoguer avec vos amis, votre famille ou même avec des étrangers, ce qui vous permet d'étendre votre réseau social.

4. **Favorisez les conversations ouvertes** : Encouragez les discussions ouvertes en posant des questions significatives qui approfondissent les expériences, les valeurs et les aspirations personnelles. Résistez à diriger la conversation vers des commérages ou des bavardages exclusivement. Au lieu de cela, concentrez-vous sur des discussions approfondies qui créent des liens durables.

5. **Prévoyez du temps pour des rencontres individuelles** : au lieu de réunions de groupe, optez pour des interactions individuelles dans la mesure du possible. Les rencontres personnelles avec des amis, des membres de la famille ou des collègues offrent un cadre intime propice à la création de liens, à la

compréhension et à l'appréciation que l'on ne trouve pas souvent dans la dynamique de groupe.

6. **Écoutez activement** : assumez votre rôle d'auditeur actif et soyez présent pour la personne qui entame la conversation. Validez leurs sentiments, absorbez leur histoire et faites preuve d'empathie - ces actions contribueront grandement à établir un lien fort.

Construire une communauté hors ligne

S'engager dans des conversations hors ligne est essentiel pour établir des communautés et des réseaux de soutien. Les interactions en face à face créent un sentiment d'unité, qui est crucial pour le bien-être général, alors que les interactions en ligne favorisent souvent la comparaison, la compétition et ne révèlent qu'une étendue limitée de la vie d'une personne.

En nous connectant avec des personnes hors ligne, nous développons de véritables relations qui reflètent toutes les facettes de notre personnalité, pas seulement les points forts que nous sélectionnons pour notre présence en ligne. Alors que nous embrassons le monde réel, nous réalisons que l'entretien de connexions significatives est l'antidote à l'aliénation et au désespoir découlant de notre existence numérique.

N'oubliez pas que la clé pour engager des conversations hors ligne est l'intentionnalité. Prenez le temps d'interagir en personne et intégrez des échanges significatifs dans votre vie quotidienne. Ce faisant, vous ferez l'expérience des récompenses incommensurables de liens authentiques - une santé mentale et un bien-être émotionnel améliorés, ainsi qu'un sentiment d'appartenance et d'appréciation.

Il est temps de débrancher et d'entretenir nos connexions ici et maintenant, alors embrassons l'art perdu des conversations hors ligne et redécouvrons la joie de la connexion humaine.

Interactions en face à face : le pouvoir de la connexion humaine

Dans notre monde numérique toujours connecté, on pourrait dire que la communication est devenue plus facile que jamais. Nous pouvons rester en contact avec des amis et des proches vivant à des kilomètres en quelques clics et balayages, envoyer des messages instantanément et même communiquer avec des personnes de cultures différentes sans connaître leur langue, grâce aux outils de traduction.

S'il est vrai que l'ère numérique a apporté d'innombrables opportunités de connexion, elle a également fait oublier à beaucoup d'entre nous la valeur de l'interaction en face à face. En effet, la commodité de la communication numérique nous amène souvent à ignorer la personne assise juste en face de nous. Dans ce chapitre, nous explorerons l'importance de s'engager dans des conversations hors ligne et de redécouvrir le pouvoir de la connexion humaine.

La science derrière la communication face à face

Il existe plusieurs raisons pour lesquelles s'engager dans une conversation en face à face revêt une plus grande importance que ses homologues numériques. Pour commencer, ces interactions font appel à tous nos sens - vue, ouïe, toucher - permettant une compréhension plus nuancée et multidimensionnelle des messages transmis. Nous comprenons également mieux le contexte dans lequel il est relayé, ce qui se traduit par des expériences de communication plus riches.

Des études récentes ont même montré que la communication en face à face favorise l'empathie et la confiance entre les individus d'une manière que le chat en ligne ne peut tout simplement pas reproduire. Cela est en partie dû à la formation d'indices non verbaux tels que les expressions faciales, les gestes, le ton de la voix et le contact visuel qui sont essentiels pour créer un sentiment de connexion et de compréhension entre les personnes.

L'ocytocine, une hormone souvent appelée "l'hormone de l'amour", est également connue pour être libérée lors des moments de contact physique et de lien social, renforçant nos liens et nous permettant de ressentir un plus grand sentiment d'appartenance. En d'autres termes, la présence physique est non seulement essentielle pour une communication efficace, mais joue également un rôle vital dans notre bien-être émotionnel.

Créer des opportunités de conversations hors ligne

Afin de favoriser davantage d'interactions en face à face ou de conversations hors ligne, vous devez d'abord reconnaître l'importance de "débrancher" et d'accorder toute votre attention aux personnes qui vous entourent. Il est essentiel de résister à l'envie de vérifier votre téléphone toutes les quelques minutes ou de répondre aux messages lors de rassemblements sociaux, car ces habitudes vous empêchent d'être pleinement présent dans l'instant.

Voici quelques étapes que vous pouvez suivre pour adopter les conversations hors ligne :

1. **Fixez des limites avec la technologie** : déterminez des moments précis où vous vous autoriserez à utiliser des appareils numériques et évitez de les utiliser à d'autres moments, en particulier lorsque vous êtes avec d'autres personnes. Créez des zones "sans appareil" dans votre maison, telles que les chambres ou la table à manger, et assurez-vous que tous les membres de votre foyer respectent ces limites.

2. **Planifiez des interactions en face à face régulières** : Efforcez-vous de planifier des réunions régulières en personne avec vos amis, votre famille ou vos collègues. Cela peut inclure des rendez-vous hebdomadaires au café, des dîners en famille ou même simplement des promenades décontractées dans le parc.

3. **Rejoignez des clubs et des organisations** : Participez à des activités sociales telles que des clubs de lecture, des équipes sportives ou du travail bénévole qui encouragent l'interaction avec les autres. Ces activités offrent de nombreuses occasions de conversations hors ligne et favorisent le développement de liens sociaux.

4. **Pratiquez l'écoute active** : Lorsque vous parlez à quelqu'un face à face, concentrez-vous sur lui accordant toute votre attention et entendez vraiment ce qu'il a à dire. Hochez la tête, maintenez le contact visuel et évitez d'interrompre ou de formuler votre réponse pendant qu'ils parlent encore.

5. **Acceptez la vulnérabilité** : pour favoriser des liens plus profonds, soyez prêt à partager vos pensées et vos sentiments ouvertement et honnêtement avec les autres. Cela nécessite de la confiance et, à son tour, contribue à renforcer cette confiance.

En donnant la priorité aux interactions en face à face, vous facilitez la croissance de véritables liens avec les personnes de votre vie, rendant vos relations plus significatives et, en fin de compte, améliorant votre bien-être général.

Les avantages d'adopter des conversations hors ligne

Intégrer davantage de conversations hors ligne dans votre vie quotidienne offre de nombreux avantages au-delà de l'amélioration de vos compétences en communication. Ces avantages comprennent :

- Renforcer les liens sociaux et émotionnels
- Réduire le stress et l'anxiété
- Renforcer l'estime de soi et la confiance
- Améliorer la capacité à faire preuve d'empathie et à comprendre les autres
- Développer de saines habitudes de communication

De plus, il est important de se rappeler que la technologie doit servir d'outil pour améliorer nos vies, et non remplacer le besoin humain fondamental de connexion et d'interaction. Lorsqu'elle est utilisée de manière consciente, la communication numérique peut constituer un complément précieux à nos relations en face à face. En trouvant le bon équilibre, nous pouvons continuer à profiter de l'ère numérique sans perdre de vue l'importance de la connexion humaine.

7. Défis et stratégies de désintoxication numérique : un guide étape par étape

Défi 1 : La désintoxication des médias sociaux

Stratégie

Étape 1 : Évaluez votre utilisation des médias sociaux

Avant de commencer votre digital detox, il est essentiel d'évaluer votre relation avec les réseaux sociaux. Cela vous aidera à comprendre combien de temps vous y consacrez quotidiennement et à identifier les applications dont vous avez besoin pour vous désintoxiquer.

- Suivez votre temps d'écran
- Faites une liste des applications de médias sociaux utilisées
- Classez les applications en fonction du temps passé sur chaque jour

Étape 2 : Fixez-vous des objectifs réalistes

Il est crucial de se fixer des objectifs réalisables pour rester sur la bonne voie tout au long du processus de désintoxication.

- Définir une période précise (par exemple, une semaine, un mois)
- Établissez des points de contrôle pour suivre vos progrès (par exemple, vérifiez votre temps d'écran à la fin de chaque journée)

Étape 3 : Désactiver les notifications

Pour réduire les distractions et l'envie de vérifier en permanence votre téléphone, désactivez toutes les notifications de réseaux sociaux sur vos appareils.

- Accédez aux paramètres de votre appareil et désactivez les notifications pour chaque application répertoriée à l'étape 1.

Étape 4 : Créer des activités alternatives

Afin de combler le vide causé par le manque de réseaux sociaux, prévoyez des activités alternatives favorisant la pleine conscience et le bien-être.

- Physique : exercice, marche, yoga
- Cognitif : lire, écrire, résoudre des énigmes
- Social : rencontrer des amis, participer à des événements communautaires, faire du bénévolat
- Émotionnel : pratiquer la méditation, les exercices de respiration profonde, la réflexion sur la conscience

Étape 5 : Évaluation

Évaluez vos progrès périodiquement pour vous assurer de rester sur la bonne voie avec vos objectifs.

- Passez en revue votre temps d'écran à chaque point de contrôle
- Évaluez dans quelle mesure vous vous débrouillez sans les réseaux sociaux
- Réfléchissez aux défis rencontrés et à la façon dont vous les avez surmontés

Étape 6 : Réintroduction

Une fois votre détox arrivée à son terme, réintroduisez les réseaux sociaux progressivement et en pleine conscience.

- Commencez avec une application à la fois
- Fixez des limites d'utilisation ou utilisez une minuterie pour éviter les excès
- Continuer à pratiquer des activités alternatives pour maintenir un équilibre sain

Défi 2 : Réduire le temps passé devant un écran avant de se coucher

Stratégie

Étape 1 : Reconnaissez l'importance du sommeil

Réalisez la valeur d'une bonne nuit de sommeil et comment les écrans peuvent interférer avec votre capacité à vous détendre et à vous endormir.

- Recherche sur la lumière bleue émise par les écrans et son effet sur le sommeil
- Réfléchissez à la façon dont vos habitudes d'écran avant le coucher affectent la qualité de votre sommeil

Étape 2 : Définissez un couvre-feu numérique

Désignez une heure spécifique de la soirée comme votre temps nocturne "sans technologie".

- Choisissez un moment réaliste, mais difficile (par exemple, une heure avant le coucher)
- Assurez-vous que les alarmes ou rappels appropriés sont définis pour vous aider à maintenir la cohérence

Étape 3 : Créez une routine pour l'heure du coucher

Établir une routine apaisante à l'heure du coucher favorise la relaxation et peut aider à signaler à votre corps qu'il est temps de dormir.

- Incorporez des activités relaxantes telles que la lecture, des étirements légers ou des exercices de respiration profonde
- Envisagez d'utiliser des huiles essentielles, des tisanes ou des sons apaisants pour créer une atmosphère apaisante

Étape 4 : Désignez une borne de recharge éloignée de votre lit

Chargez votre téléphone ou vos appareils numériques dans une pièce séparée ou désignez une zone spécifique éloignée de votre lit pour réduire toute tentation de les utiliser.

- Établissez une règle "pas d'appareils au lit" pour maintenir un environnement propice au sommeil
- Envisagez d'investir dans un réveil au lieu d'utiliser votre téléphone pour réduire la dépendance et le temps d'écran le matin

Étape 5 : Réfléchir et ajuster

Comme pour toute nouvelle habitude, il est crucial de surveiller vos progrès, d'ajuster les objectifs au besoin et de maintenir votre détermination.

- Réfléchissez à la qualité de votre sommeil et à votre bien-être général
- Identifier les domaines d'amélioration ou ceux où d'autres changements sont nécessaires
- Continuez à incorporer des stratégies jusqu'à ce qu'elles deviennent habituelles et sans effort

Défi 3 : Gestion consciente des e-mails

Stratégie

Étape 1 : Établissez des heures d'e-mail désignées

Limitez la vérification de vos e-mails à des moments précis de la journée pour éviter les distractions constantes.

- Fixez des heures précises pour vérifier et répondre aux e-mails (par exemple en milieu de matinée, après le déjeuner et en fin de journée)
- Bloquez ces heures désignées sur votre calendrier ou votre liste de tâches

Étape 2 : Définir les attentes

Communiquez à vos collègues, amis ou clients sur votre stratégie de gestion des e-mails afin d'éviter tout stress ou malentendu inutile.

- Incluez une brève note dans votre signature d'e-mail ou dans un message de répondeur automatique expliquant votre stratégie de réponse
- Encourager les méthodes de communication alternatives pour les questions urgentes (par exemple, les appels téléphoniques ou la messagerie instantanée)

Étape 3 : Organisez et priorisez

Organisez votre boîte de réception à l'aide de dossiers et de filtres, ce qui vous permet de traiter les e-mails de manière plus efficace et efficiente.

- Créez des dossiers ou des catégories pour trier les e-mails en fonction de leur importance ou de leur urgence
- Utilisez des filtres et des règles pour automatiser le processus de tri

Étape 4 : Maintenez une boîte de réception propre

Nettoyez et désencombrez régulièrement votre boîte de réception pour éviter de vous sentir submergé par votre correspondance par e-mail.

- Développer des habitudes quotidiennes ou hebdomadaires d'archivage, de suppression ou de transfert des e-mails qui ne nécessitent plus votre attention
- Désabonnez-vous des newsletters ou des promotions par e-mail qui ne sont plus utiles ou pertinentes

Étape 5 : Examiner et affiner

Évaluez et adaptez en permanence votre stratégie de gestion des e-mails en fonction de votre expérience et de vos besoins personnels.

- Réfléchissez à la façon dont la stratégie fonctionne et si des changements supplémentaires sont nécessaires
- Rester ouvert aux modifications et ajustements en réponse à l'évolution du travail ou des circonstances personnelles

Faire face aux obstacles de la désintoxication numérique : faire un pas à la fois

Se lancer dans un voyage de désintoxication numérique n'est pas sans défis, mais les affronter de front et adopter des stratégies conscientes peut ouvrir la voie à des changements réussis et durables dans votre style de vie numérique. Le guide étape par étape suivant vous aidera à relever ces défis et vous offrira un soutien pour votre désintoxication numérique.

1. Identifier les déclencheurs et les habitudes

La première étape de tout processus de désintoxication consiste à identifier les zones problématiques, à reconnaître précisément quelles habitudes numériques vous dérangent et à savoir quand et pourquoi vous vous y adonnez. Faites attention aux déclencheurs qui incitent à une utilisation numérique excessive, tels que :

- Se sentir stressé ou anxieux
- Procrastiner sur des tâches importantes
- Essayer d'échapper aux problèmes de la vie réelle
- Peur de manquer des événements sociaux et des nouvelles

2. Fixer des objectifs clairs

Pour assurer le succès de votre désintoxication numérique, fixez-vous des objectifs clairs et réalisables vers lesquels vous pouvez travailler. Il peut s'agir de réduire les heures d'écran, de passer du temps numérique de manière plus consciente, de renouer avec des êtres chers ou simplement d'améliorer le bien-être mental. Soyez réaliste mais ambitieux avec vos objectifs, en vous mettant au défi d'apporter des changements durables.

3. Planification à l'avance

Tout comme se lancer dans un régime, la désintoxication numérique nécessite une planification minutieuse pour éviter toute tentation plus tard. Après tout, vous êtes susceptible de rencontrer des distractions numériques tentantes même lorsque votre intention est de rester débranché. Anticipez ces scénarios et élaborez vos stratégies pour les gérer :

- Informez à l'avance vos amis, votre famille et vos collègues de travail de votre plan de désintoxication. Ils peuvent offrir un soutien émotionnel et une compréhension essentiels.
- Préparez des activités alternatives pour combler le temps que vous passez habituellement connecté. Essayez la journalisation, la lecture, le sport ou les activités créatives.
- Fixez des limites, telles que des heures et des lieux désignés pour une utilisation numérique, afin d'éviter le défilement insensé et d'assurer un engagement plus conscient avec la technologie.

4. Adoptez de nouvelles mentalités et stratégies

Développez une approche complète et consciente de l'interaction numérique en incorporant ces tactiques utiles :

- Privilégiez la qualité de votre engagement numérique à la quantité : Concentrez votre présence en ligne sur des conversations, des connexions et des ressources significatives au lieu d'être partout à la fois.
- Pratiquez la gratitude et la pleine conscience lorsque vous utilisez des appareils numériques. Prenez le temps d'apprécier pleinement la commodité, le divertissement et les connexions personnelles qu'ils offrent, cela peut éviter un sentiment d'épuisement numérique.

- Zones sans appareil : désignez des zones et des heures spécifiques dans votre maison et votre routine quotidienne où les appareils numériques sont interdits.

5. Établir de nouvelles connexions

L'un des aspects essentiels de votre parcours de désintoxication numérique consiste à créer de nouvelles connexions ou à renforcer celles qui existent déjà. Comblez le vide laissé par les distractions numériques avec des interactions en face à face enrichissantes, des activités de groupe et une implication communautaire.

- Essayez de nouveaux passe-temps ou des sports de groupe qui encouragent la socialisation dans la vie réelle.
- Planifiez des rencontres régulières avec vos amis et vos proches qui favorisent la conversation, le rire et la joie.
- Faites du bénévolat pour des causes liées à la communauté afin de ressentir un sentiment d'accomplissement, de but et de camaraderie.

6. Suivre les progrès et rester responsable

Évaluez régulièrement vos progrès, suivez les améliorations que vous apportez et tenez-vous responsable. Faites des ajustements si nécessaire et rappelez-vous que le succès ne consiste pas seulement à suivre un plan strict. Il s'agit de s'adapter et de grandir à travers les défis qui se présentent :

- Tenez un journal pour enregistrer les changements, les défis et les étapes que vous rencontrez tout au long de votre parcours de désintoxication numérique.

- Partagez vos progrès avec un partenaire de désintoxication désigné, qui peut vous offrir de précieux conseils, un soutien et des encouragements.
- Aidez les autres dans leur désintoxication numérique, en agissant en tant que mentor et soutien pour les amis, les membres de la famille ou toute personne souhaitant se lancer dans un voyage technologique conscient.

7. Célébrer les succès et les leçons apprises

Enfin, n'oubliez pas d'être fier de vos réalisations et de vous réjouir des leçons apprises lors de votre digital detox. Que vous ayez réduit le temps d'écran, favorisé des relations plus étroites ou simplement devenu plus attentif à votre utilisation numérique, ces étapes contribuent grandement à améliorer l'équilibre entre la technologie et les expériences de la vie réelle. Peu importe sa taille ou son importance, chaque changement positif compte, et avec dévouement et persévérance, ces changements peuvent avoir un impact durable sur votre bien-être.

En suivant ce guide étape par étape des défis et des stratégies de désintoxication numérique, vous serez sur la bonne voie pour profiter d'une vie plus consciente, équilibrée et épanouissante, une vie moins dominée par les distractions numériques et plus enrichie de connexions authentiques et expériences.

Défi 3 : Entretenir une communication et des relations conscientes

Le monde dans lequel nous vivons est tellement interconnecté que la frontière entre le monde virtuel et le monde réel est devenue de plus en plus floue. Les médias sociaux et la messagerie instantanée ont complètement révolutionné la façon dont nous communiquons les uns avec les autres. Cependant, les coûts d'une telle commodité ne peuvent être ignorés car nous nous retrouvons souvent perdus dans des conversations sans fin sur nos écrans et perdons le contact avec ceux qui nous entourent. Ce défi implique l'adoption de pratiques de communication conscientes et l'approfondissement de nos relations réelles.

Étape 1 : Faire un état des lieux des communications numériques

Commencez par examiner de plus près la façon dont vous communiquez avec les autres par le biais de moyens numériques. Faites un inventaire de toutes les plateformes de communication que vous utilisez, telles que les réseaux sociaux, les e-mails, la messagerie instantanée et les forums. Prenez des notes sur le type d'interactions que vous avez sur chaque plate-forme, qu'il s'agisse de relations professionnelles, d'amitiés ou de réseautage occasionnel. Observez la fréquence et l'heure de la journée où vous vous engagez le plus dans la communication numérique.

Étape 2 : Établissez des limites et des frontières pour la communication numérique

Maintenant que vous avez une meilleure compréhension de vos habitudes de communication numérique, il est temps d'établir des limites. Établissez des limites de temps pour chaque plateforme et respectez-les. Réduisez la navigation, le défilement et la publication inutiles sur les réseaux sociaux et concentrez-vous uniquement sur les interactions significatives. Désactivez les notifications pour les événements mineurs et filtrez vos flux de médias sociaux afin de ne recevoir que des mises à jour d'amis proches et de votre famille.

Étape 3 : Cultivez la communication consciente

Alors que vous vous efforcez de réduire la fréquence et la durée des communications numériques, il est important d'améliorer également la qualité des interactions que vous avez en ligne. Concentrez-vous sur les conversations approfondies et évitez les bavardages numériques. Écoutez attentivement ce que les autres disent et prenez le temps d'élaborer des réponses significatives. Lorsque vous interagissez par le biais d'un texte, soyez conscient de votre ton et de la façon dont il peut être transmis à travers vos mots écrits. Essayez toujours d'être patient et respectueux dans vos interactions numériques.

Étape 4 : Développer des conversations sans numérique

Une fois que vous avez limité vos interactions numériques, concentrez-vous sur l'établissement de liens profonds et significatifs dans la vie réelle. Lorsque vous parlez avec d'autres personnes, assurez-vous de mettre votre téléphone en mode silencieux ou de le garder hors de vue. Soyez pleinement présent et à l'écoute du moment et de la personne à qui vous parlez. Encouragez les autres à faire de même, en déclenchant des conversations sans numérique où chacun se sent valorisé et entendu.

Étape 5 : Entretenez des relations hors ligne

Enfin, faites de vos relations hors ligne une priorité absolue. Planifiez des réunions en face à face avec vos amis et votre famille, ravivez de vieilles amitiés et explorez de nouveaux passe-temps qui impliquent d'interagir avec les autres. Ces activités renforceront vos liens interpersonnels et vous rappelleront les avantages de forger des relations plus profondes dans la vie réelle.

Étape 6 : Réfléchissez à votre parcours

Pendant votre cheminement vers une communication consciente et l'approfondissement de vos relations, assurez-vous de réfléchir régulièrement à vos progrès. Observez les changements dans votre état d'esprit, vos relations et comment vous vous sentez en général. Notez vos observations dans un journal ou un document numérique, et continuez à affiner et à ajuster vos habitudes de communication en fonction de vos expériences et de votre croissance.

En vous concentrant sur la culture d'une communication consciente et sur l'entretien de relations significatives hors ligne, vous vous retrouverez plus connecté et engagé dans le monde réel. Au fur et à mesure que vous franchissez ces étapes, rappelez-vous que l'objectif n'est pas d'éviter complètement la communication numérique, mais de l'intégrer de manière sensée et réfléchie dans votre vie.

Défi 1 : Commencer par un Audit Digital Detox

Avant de plonger dans votre parcours de désintoxication numérique, il est important d'évaluer votre état actuel de consommation numérique. Un audit de désintoxication numérique vous aide à identifier vos schémas, vos habitudes et les domaines qui peuvent nécessiter une amélioration ou une réduction.

Étape 1.1 : Suivez votre temps d'écran

Surveillez votre temps d'écran pendant une semaine entière, y compris le travail et le temps personnel. La plupart des smartphones et tablettes disposent de fonctionnalités intégrées de suivi du temps d'écran. Vous pouvez également installer des applications telles que *RescueTime* ou *Freedom* sur vos appareils pour suivre le temps que vous passez en ligne et sur des applications spécifiques.

Étape 1.2 : Analysez vos modèles

Après une semaine, examinez les données et identifiez les domaines où vous passez le plus de temps. Passez-vous beaucoup de temps sur les réseaux sociaux ? Regarder des vidéos? Jouer ? Identifiez les trois principales applications ou services qui consomment le plus de votre temps d'écran.

Étape 1.3 : Déterminez vos priorités numériques

Considérez quelles activités numériques sont essentielles à votre bien-être, à votre croissance personnelle et à votre réussite professionnelle. Déterminez quelles activités numériques peuvent être réduites ou entièrement éliminées.

Défi 2 : Établir des limites numériques

Une fois que vous avez une compréhension claire de votre consommation numérique actuelle, il est temps de fixer des limites pour établir un équilibre sain entre les activités en ligne et hors ligne.

Étape 2.1 : Définir les limites de temps d'écran quotidiennes

Établissez une limite de temps d'écran quotidien pour les activités non essentielles (comme les médias sociaux, les vidéos ou les jeux). Des applications comme *Forest* ou *AppDetox* peuvent vous aider à appliquer ces limites en bloquant certaines applications une fois que votre limite quotidienne a été atteinte.

Étape 2.2 : Planifier du temps sans numérique

Prévoyez des périodes spécifiques de la journée ou de la semaine pendant lesquelles vous vous débranchez complètement des appareils numériques. Cela peut signifier planifier une courte promenade nocturne sans votre téléphone, consacrer une journée entière à explorer la nature ou réserver des heures spécifiques chaque jour lorsque les appareils sont interdits.

Étape 2.3 : Limiter les notifications

Réduisez les distractions en désactivant les notifications inutiles sur vos appareils. Ne gardez actives que les notifications essentielles, telles que les e-mails importants ou les messages de chat liés au travail.

Défi 3 : Cultiver une utilisation consciente de la technologie

La pleine conscience peut vous aider à prendre davantage conscience de vos habitudes numériques et vous permettre de prendre de meilleures décisions sur la manière et le moment d'utiliser la technologie.

Étape 3.1 : Développer une routine « d'enregistrement conscient »

Avant de déverrouiller votre téléphone ou d'ouvrir votre ordinateur portable, prenez un moment pour vous demander : "Pourquoi est-ce que je fais cela ? Est-ce nécessaire ou est-ce que je cherche simplement à me distraire ?" Faites une pause et évaluez si l'engagement avec cet appareil particulier est la meilleure utilisation de votre temps à ce moment-là.

Étape 3.2 : Pratiquez la monotâche

Accordez toute votre attention à une tâche à la fois, plutôt qu'au multitâche. Cela peut conduire à une plus grande productivité et aider à réduire le stress.

Étape 3.3 : Créer un environnement numérique conscient

Désencombrez votre espace numérique en supprimant les applications ou les comptes inutilisés et en éteignant les appareils inutiles. Créez un environnement numérique propre et organisé qui favorise la concentration et réduit les distractions.

Défi 4 : Favoriser des connexions hors ligne significatives

Cultivez des relations et des expériences significatives en dehors du domaine numérique pour renforcer vos relations et enrichir votre vie.

Étape 4.1 : Organisez des rassemblements sociaux sans technologie

Organisez des événements où chacun s'engage à se déconnecter et à participer à des activités comme des jeux de société, des clubs de lecture, des randonnées ou des projets artistiques.

Étape 4.2 : Encouragez la communication en face à face

Lorsque cela est possible, optez pour des conversations en personne plutôt que pour la communication numérique. Discutez de l'idée de créer des "zones sans téléphone" ou des "téléphones superposés" avec vos amis et votre famille, où chacun range ses appareils pour se concentrer uniquement sur l'interaction les uns avec les autres.

Étape 4.3 : Participez à des passe-temps et intérêts hors ligne

Explorez de nouveaux passe-temps ou relancez l'intérêt pour ceux qui n'impliquent pas d'appareils numériques. Cela peut être n'importe quoi, de la peinture au jardinage en passant par la pratique d'un instrument de musique.

Défi 5 : Développer un système de soutien

La gestion efficace d'une désintoxication numérique nécessite la mise en place d'un système de soutien solide qui vous encourage à maintenir de saines habitudes numériques à long terme.

Étape 5.1 : Partagez vos objectifs

Discutez de vos intentions de désintoxication numérique avec vos amis, votre famille et vos collègues, et demandez leur soutien pour vous aider à établir de nouvelles habitudes. Plus les gens connaissent vos plans, plus vous vous sentirez responsable.

Étape 5.2 : Connectez-vous avec des personnes partageant les mêmes idées

Rejoignez des groupes ou des forums en ligne où les gens partagent leurs expériences avec les désintoxications numériques, discutent de conseils et offrent un soutien.

N'oubliez pas que se lancer dans une cure de désintoxication numérique est un voyage personnel et qu'il n'y a pas d'approche unique. Soyez patient avec vous-même et prenez le temps d'ajuster vos habitudes pour atteindre un équilibre plus sain entre vos activités numériques et hors ligne.

Défi 1 : Routine matinale sans écran

Stratégie : commencez votre journée sans vérifier votre téléphone ni allumer votre ordinateur. Au lieu de cela, engagez-vous dans une routine matinale relaxante et consciente, comme la méditation, le yoga, la lecture ou même une promenade. Ce faisant, vous donnerez un ton positif à la journée, cultiverez un sentiment de paix intérieure et deviendrez plus conscient du temps que vous passeriez habituellement sur les écrans le matin.

1. Préparez-vous pour votre matinée sans écran la veille : fixez l'intention d'éviter tous les appareils numériques au réveil, placez votre téléphone dans une autre pièce et disposez certains éléments pour soutenir votre routine matinale, comme un livre, un journal ou du yoga. tapis.
2. Développez une heure de réveil cohérente : Il sera plus facile de maintenir une routine matinale sans écran si vous développez un horaire de sommeil cohérent, en vous réveillant à la même heure chaque jour.
3. Engagez-vous dans une activité de pleine conscience : choisissez une activité qui calme votre esprit et concentre votre attention vers l'intérieur, comme la méditation, des exercices de respiration profonde ou des étirements doux.
4. Préparez un petit-déjeuner nourrissant : Prenez le temps de préparer un petit-déjeuner sain et savourez ce repas sans écran devant vous. Envisagez de vous asseoir à une table, de regarder par la fenêtre ou même de prendre votre petit déjeuner à l'extérieur pour vous connecter avec le monde naturel.
5. Participez à une activité agréable sans écran : après le petit-déjeuner, remplissez votre matinée d'activités que vous aimez et qui ne nécessitent pas d'appareils électroniques. Cela peut inclure lire, écrire dans un journal, faire une promenade ou passer du temps avec votre famille ou vos animaux de compagnie.

Défi 2 : Trajet conscient

Stratégie : utilisez votre temps de trajet pour être présent, observez votre environnement et pratiquez des techniques de respiration profonde ou de méditation pour créer un espace serein en vous-même, plutôt que d'utiliser des appareils électroniques pour vous distraire de l'expérience du trajet.

1. Laissez votre téléphone dans votre sac ou votre poche : pour résister à la tentation d'utiliser des appareils numériques pendant vos déplacements, gardez votre téléphone hors de vue et essayez de l'oublier.
2. Engagez vos sens : remarquez les images, les sons et les odeurs qui vous entourent pendant vos déplacements, qu'il s'agisse du paysage changeant, des visages des gens ou de l'arôme des stands de café. Cette prise de conscience accrue peut vous amener dans le moment présent.
3. Respiration profonde : Lorsque votre esprit vagabonde ou que votre niveau de stress augmente, faites des exercices de respiration profonde pour calmer votre corps et votre esprit.
4. Trouvez des endroits calmes : si vous utilisez les transports en commun, essayez de trouver des sièges ou des zones plus calmes, où vous pourrez éviter d'être bombardé d'écrans numériques, de publicités et de personnes qui parlent au téléphone.
5. Envisagez d'utiliser d'autres moyens de transport : la marche ou le vélo pour vous rendre au travail peut être un excellent moyen de limiter le temps passé devant un écran, tout en profitant des bienfaits de l'activité physique sur la santé physique et mentale.

Défi 3 : Repas sans appareil

Stratégie : Créez une relation saine avec la nourriture en éliminant les distractions à l'écran pendant vos repas. Cela vous aidera à savourer les saveurs et les textures de vos aliments, à favoriser une digestion saine et à favoriser des conversations plus connectées avec les personnes qui vous entourent.

1. Engagez-vous : Établissez une intention claire de garder les appareils éloignés des repas et communiquez cette intention à ceux qui partagent les repas avec vous.
2. Créez des zones sans appareil : désignez la table à manger comme une zone sans appareil, où les téléphones, les tablettes et les ordinateurs portables sont strictement interdits.
3. Établissez des liens : utilisez l'heure des repas pour favoriser une conversation en face à face, partager des histoires de votre journée et renforcer vos relations avec les membres de votre famille ou vos amis.
4. Pratiquez une alimentation consciente : Concentrez-vous sur les saveurs, les textures et les arômes de vos aliments, ainsi que sur la sensation de satiété lorsque vous mangez. Cela vous aidera à consommer votre repas à un rythme plus lent, évitant de trop manger.
5. Cultivez la gratitude : Avant de commencer votre repas, prenez un moment pour exprimer votre gratitude pour la nourriture, ainsi que pour les personnes qui ont aidé à l'apporter à votre table.

Défi 4 : Utilisation raisonnée des médias sociaux

Stratégie : Traitez les médias sociaux comme un outil plutôt qu'un passe-temps, en fixant des intentions pour votre utilisation et en établissant des limites qui l'empêchent de consommer trop de votre temps et de votre attention.

1. Définissez vos intentions : expliquez clairement pourquoi vous utilisez les médias sociaux et comment ils ajoutent de la valeur à votre vie. S'il ne sert pas un objectif spécifique, reconsidérez votre engagement avec lui.
2. Fixez-vous des limites de temps : allouez chaque jour un temps spécifique à l'utilisation des médias sociaux et respectez cette limite. L'utilisation d'une application ou d'une minuterie peut vous aider à suivre votre utilisation et à vous responsabiliser.
3. Supprimez les applications inutiles : supprimez les applications de médias sociaux qui ne correspondent pas à vos intentions ou celles qui semblent consommer une quantité excessive de votre temps.
4. Organisez votre flux : désabonnez-vous ou désactivez les comptes qui n'apportent pas de valeur à votre vie et concentrez-vous sur le contenu qui correspond à vos valeurs, vos objectifs et vos intérêts.
5. Engagez-vous consciencieusement : lorsque vous utilisez les médias sociaux, soyez présent et interagissez avec les autres de manière significative, plutôt que de faire défiler ou de consommer du contenu sans réfléchir.

Défi 5 : Détente en soirée sans écran

Stratégie : Concevez une routine du soir apaisante et relaxante qui vous aide à faire la transition entre les activités de la journée et favorise un sommeil réparateur, tout en réduisant votre exposition aux écrans et aux émissions de lumière bleue qui les accompagnent.

1. Fixez un couvre-feu pour les écrans : Établissez une heure précise le soir où tous les appareils numériques

sont éteints et rangés, idéalement 1 à 2 heures avant de vous coucher.

2. Créez une atmosphère chaleureuse : Préparez un environnement relaxant dans votre maison qui encourage le repos, comme tamiser les lumières, allumer des bougies ou jouer de la musique douce.
3. Engagez-vous dans une activité apaisante : Participez à une activité engageante et peu stressante qui vous aide à vous détendre, comme lire un livre, prendre un bain ou pratiquer des étirements doux ou du yoga.
4. Réfléchissez à votre journée : passez un peu de temps à réfléchir à votre journée, soit par le biais d'un journal, soit par un examen mental, ce qui vous permet de traiter vos pensées et vos émotions avant de dormir.
5. Hygiène du sommeil : Encouragez un sommeil réparateur en faisant de votre chambre un sanctuaire, avec un lit confortable, des rideaux ou des stores sombres et une température fraîche.

En adoptant ces défis et stratégies de désintoxication numérique, vous exploiterez le pouvoir de la pleine conscience, améliorerez votre santé physique et mentale et développerez une plus grande appréciation du moment présent. Favoriser un équilibre sain avec la technologie améliorera votre bien-être général et la qualité de vos relations avec les autres, vous permettant de redécouvrir les joies simples de la vie.

8. Intégrer la pleine conscience dans la vie quotidienne : conseils et exercices pratiques

Pratiques quotidiennes de pleine conscience : des techniques simples pour une vie équilibrée

Dans le monde trépidant et axé sur la technologie d'aujourd'hui, il est plus important que jamais de trouver des moments de calme et de cultiver la pleine conscience dans notre vie quotidienne. La pleine conscience n'est pas seulement une pratique réservée aux coussins de méditation ou aux studios de yoga ; c'est un choix constant et intentionnel que nous pouvons faire chaque jour pour vivre avec plus d'authenticité, de compassion et de paix.

Les conseils et exercices pratiques suivants vous aideront dans votre cheminement pour intégrer la pleine conscience dans votre vie quotidienne, afin que vous puissiez profiter de ses nombreux avantages et promouvoir une existence plus équilibrée, ancrée et ciblée.

1. Réglage de l'intention du matin

Commencez votre journée par une pratique matinale d'établissement d'intentions. Avant de prendre votre téléphone ou de sortir du lit, prenez quelques respirations profondes et syntonisez le moment présent. Fixez une intention simple pour votre journée, comme être plus patient, rester présent ou pratiquer la gratitude. Visualisez l'incarnation de cette intention tout au long de la journée et revenez-y au besoin.

2. Respiration consciente

La respiration consciente est une pratique fondamentale pour cultiver la pleine conscience. Tout au long de votre journée, prenez des moments (même si ce n'est que pour quelques respirations) pour fermer les yeux et syntoniser les sensations de votre respiration. Remarquez la montée et la descente de votre poitrine ou la sensation d'air entrant et sortant de vos narines.

Cette pratique simple peut avoir un impact significatif sur la réduction du stress et de l'anxiété, car elle vous ramène au moment présent et augmente la concentration.

3. Pauses technologiques

Avec la prévalence des smartphones, nous sommes constamment attachés à nos vies numériques. Fixez des moments précis pour les pauses technologiques tout au long de votre journée - des moments où vous vous débranchez intentionnellement de vos appareils et vous accordez de l'espace par rapport au monde numérique.

Pendant ces pauses, engagez-vous dans des activités d'enracinement comme faire une promenade, tenir un journal ou même simplement vous asseoir et observer le monde qui vous entoure. Cette pratique contribuera à réduire le besoin incessant de vérifier nos appareils et favorisera un équilibre plus sain entre le monde numérique et physique.

4. Manger en pleine conscience

Trop souvent, nos repas sont consommés devant des écrans ou sur le pouce. Profitez-en pour pratiquer une alimentation consciente pendant les repas en supprimant les distractions et en vous concentrant sur les sensations, les saveurs et les textures de vos aliments. Prenez le temps de mâcher, de savourer et d'apprécier chaque bouchée pendant que vous nourrissez votre corps.

Cette pratique peut aider à améliorer la digestion, les habitudes alimentaires et votre relation avec la nourriture en apportant une prise de conscience et une intention à l'acte de manger.

5. Méditation par balayage corporel

Une méditation par balayage corporel est une pratique simple qui cultive la conscience du corps physique et de ses sensations. Vous pouvez intégrer cette pratique dans votre routine quotidienne en réservant 5 à 10 minutes pour vous allonger ou vous asseoir confortablement et scanner mentalement votre corps de la tête aux pieds.

Remarquez toutes les zones de tension ou d'inconfort et imaginez que votre respiration circule dans ces zones, relâchant la tension et favorisant la relaxation. Cette pratique favorise une connexion plus profonde avec votre corps et vous permet de reconnaître et de libérer plus efficacement les manifestations physiques du stress.

6. Journal de gratitude

Cultiver une attitude de gratitude est essentiel pour une vie consciente. Une façon d'établir cette pratique est de tenir un journal de gratitude quotidien. À la fin de chaque journée, écrivez trois choses pour lesquelles vous êtes reconnaissant.

Cet exercice simple fait prendre conscience de l'abondance de bénédictions dans votre vie et favorise la pensée positive et le contentement face aux défis ou à l'incertitude.

7. Points d'ancrage

Créez des points d'ancrage tout au long de votre journée - des moments spécifiques où vous faites intentionnellement une pause et vérifiez avec vous-même. Cela peut être aussi simple que de prendre une profonde respiration et de vous ancrer avant d'entrer dans une réunion ou de commencer une nouvelle tâche.

Utilisez ces points d'ancrage pour observer votre état mental et émotionnel actuel, puis choisissez des pratiques de pleine conscience appropriées (par exemple, respirer profondément, réciter un mantra ou pratiquer la méditation de l'amour bienveillant) pour vous aider à vous recalibrer si nécessaire.

8. Communication consciente

Pratiquer la communication consciente implique une écoute active, de la prévenance et de la présence. Faites un effort conscient pour écouter et répondre de manière réfléchie aux autres, en remarquant toute envie d'interrompre ou de réagir émotionnellement. Cultivez une attitude compatissante et compréhensive et efforcez-vous de vraiment vous connecter avec les autres lorsque vous engagez une conversation.

En incorporant ces conseils et exercices pratiques dans votre vie quotidienne, vous serez sur la bonne voie pour cultiver un sens plus profond de la pleine conscience, de la paix intérieure et de l'équilibre. Rappelez-vous toujours que la pleine conscience est une pratique qui dure toute la vie et que chaque petit moment de présence et d'intention peut avoir un impact profond sur votre bien-être général et votre qualité de vie.

8.1 Développer une routine matinale consciente

Une excellente façon de commencer à intégrer la pleine conscience dans votre vie quotidienne est de créer une routine matinale consciente. Cela signifie que vous commencerez votre journée avec une intention et un but, vous donnant une base solide pour le reste de la journée. Voici quelques conseils et exercices pour vous aider à développer une routine matinale cohérente et nourrissante :

1. **Réveillez-vous en pleine conscience** : Dès que vous vous réveillez, résistez à l'envie immédiate de prendre votre téléphone ou de sauter du lit. Au lieu de cela, prenez quelques respirations profondes et prenez conscience de vos sensations corporelles, de vos pensées et de vos émotions. Cette courte pause vous permettra de vous réveiller pleinement et de vous connecter avec le moment présent.
2. **Étirez-vous et hydratez-vous** : Commencez votre matinée par un léger étirement pour réveiller votre corps et augmenter votre niveau d'énergie. Cela aide à disperser tout étourdissement persistant et prépare

votre corps pour la journée. Boire un verre d'eau immédiatement après le réveil peut également aider à réhydrater votre corps et favoriser un sentiment de vigilance.

3. **Méditer** : Prévoyez 5 à 15 minutes de méditation, en vous concentrant sur votre respiration ou en réalisant un scan corporel. Commencer votre journée par la méditation renforce votre clarté mentale et votre équilibre émotionnel, ce qui facilite la navigation tout au long de la journée avec pleine conscience.

4. **Pages du matin** : Envisagez de tenir un journal pendant 10 à 20 minutes dans le cadre de votre routine quotidienne. Cela peut être une pratique fluide dans laquelle vous écrivez tout ce qui vous vient à l'esprit, en sortant vos pensées et vos émotions de votre tête et sur du papier. Non seulement c'est un moyen efficace d'auto-débriefing, mais cela peut également susciter de nouvelles idées et perspectives.

5. **Mouvement** : Incorporez des mouvements physiques, que ce soit du yoga, de la marche, de la course ou de la danse. L'exercice stimule l'humeur et l'énergie, tout en offrant d'innombrables avantages physiques. Pendant que vous bougez, concentrez-vous sur les sensations dans votre corps et sur la connexion entre votre corps et le sol. Cette pratique encourage la pleine conscience tout en restant conscient de votre présence physique.

6. **Manger en pleine conscience** : Prenez votre petit-déjeuner lentement, en faisant attention au goût, à la texture et à l'arôme des aliments. Concentrez-vous sur la sensation de mâcher et d'avaler, en savourant chaque bouchée. Cette pratique améliore non seulement votre plaisir du repas, mais favorise également une meilleure digestion.

7. **Gratitude** : Notez trois choses — petites ou grandes — pour lesquelles vous êtes reconnaissant dans votre vie. Vous trouverez peut-être utile de les noter dans un journal ou de les partager avec un être cher. Cette réflexion positive amène votre concentration sur le moment présent et prépare votre esprit à la positivité tout au long de la journée.

8. **Définir des intentions** : Avant de plonger dans la journée, définissez une intention ou un objectif clair que vous souhaitez atteindre. Cela peut aller du maintien d'un état d'esprit actuel à l'accomplissement d'une tâche spécifique. Garder cette intention à l'esprit vous aide à garder les pieds sur terre et à maintenir un objectif tout au long de la journée.

9. **Limitez l'exposition aux appareils numériques** : Pendant que vous effectuez ces routines matinales, évitez d'utiliser votre téléphone, votre tablette ou votre ordinateur. Ce temps est réservé pour cultiver la pleine conscience et une connexion avec votre corps et votre environnement. En évitant les distractions numériques, vous réduisez également les risques que les facteurs de stress de la journée s'infiltrent dans vos routines matinales.

Rappelez-vous : la cohérence est la clé

Créer une routine matinale consciente peut être difficile au début; il faut du temps et une pratique constante pour développer ces nouvelles habitudes. La clé est d'être patient et doux avec vous-même tout au long du processus. Avec un effort et une pratique constants, ces rituels matinaux conscients deviendront un aspect essentiel et agréable de votre vie quotidienne.

8.2 Cultiver une routine matinale consciente

Les premiers instants de votre journée sont cruciaux pour établir une base consciente et donner un ton positif à chaque journée. Prendre le contrôle de votre routine matinale est essentiel pour commencer votre journée avec calme, clarté et concentration. Dans cette section, nous explorons divers conseils et exercices pratiques pour vous aider à ouvrir la voie à une journée plus consciente et intentionnelle.

8.2.1 Commencer avec intention

Avant même d'ouvrir les yeux le matin, prenez un moment pour vous concentrer sur votre respiration et définissez une intention pour la journée. Cela peut être aussi simple que de choisir un domaine de votre vie auquel vous aimeriez prêter attention, ou cela peut être un engagement à maintenir un état d'esprit positif. Définir une intention aide à guider votre journée vers une action significative et donne un sens au but.

8.2.2 Méditer

Développer une pratique quotidienne de méditation est l'un des outils les plus puissants pour cultiver la pleine conscience. Idéalement, engagez-vous à méditer pendant au moins 10 à 15 minutes chaque matin. Trouvez un espace calme et confortable où vous pourrez vous asseoir dans une position détendue. Concentrez votre attention sur votre respiration et ramenez doucement votre esprit à chaque fois qu'il vagabonde. Au fil du temps, vous remarquerez une capacité accrue à rester présent et à observer vos pensées et vos émotions sans jugement.

8.2.3 Pratiquer la gratitude

Avant de vous lever, prenez un moment pour reconnaître consciemment trois choses pour lesquelles vous êtes reconnaissant. Cela peut être aussi simple que d'apprécier le lit chaud dans lequel vous êtes allongé, la présence d'un être cher ou la possibilité de prendre un nouveau départ chaque jour. Pratiquer la gratitude encourage une perspective positive et vous aide à aborder chaque jour avec un cœur ouvert.

8.2.4 Éviter la technologie

Résistez à l'envie de prendre votre téléphone ou votre ordinateur portable dès le matin. La consultation des e-mails, des réseaux sociaux ou des actualités peut facilement encombrer votre esprit d'informations et de facteurs de stress inutiles. Au lieu de cela, permettez-vous de vous ancrer et de vous centrer sur des activités conscientes avant de vous engager dans le monde numérique.

8.2.5 Étirez-vous et bougez en pleine conscience

Commencez votre journée en faisant des étirements doux ou une activité physique légère, comme le yoga, le tai-chi ou même une courte promenade à l'extérieur. Intégrer le mouvement dans votre routine matinale non seulement stimule votre métabolisme, mais réveille également votre corps et vous fait prendre conscience de votre être physique.

8.2.6 Nourrir votre corps

Lorsque vous préparez votre petit-déjeuner, concentrez-vous sur la sélection d'options saines et nutritives. Soyez présent pendant le processus de préparation et de cuisson, en remarquant les odeurs, les textures et les goûts des ingrédients. Savourez votre repas lentement et consciemment, en tenant compte de la façon dont les aliments que vous choisissez de manger contribuent à votre santé et à votre bien-être.

8.2.7 Créer un espace conscient

Désignez une zone de votre maison comme votre « espace de pleine conscience » – un endroit où vous pouvez vous asseoir, réfléchir, tenir un journal ou participer à des activités qui encouragent la pleine conscience. Maintenez sa simplicité et sa propreté pour en faire un espace dans lequel vous vous sentez attiré et dans lequel vous pouvez trouver la paix.

8.2.8 Établir une routine cohérente

La cohérence est essentielle pour intégrer la pleine conscience dans votre vie quotidienne. Développez une routine matinale qui comprend des activités favorisant la pleine conscience et faites-en une partie non négociable de votre journée. Au fil du temps, la routine deviendra une seconde nature, permettant une transition en douceur vers un mode de vie plus conscient.

8.2.9 Cultiver des connexions significatives

Prenez le temps le matin de vous connecter avec vous-même et vos proches. Partagez vos intentions pour la journée, pratiquez l'écoute active ou écrivez une lettre d'appréciation. Construire et maintenir des liens significatifs peut augmenter les sentiments de bonheur et créer un système de soutien solide pour votre parcours de pleine conscience.

8.2.10 Réfléchissez à vos progrès

Lorsque vous intégrez la pleine conscience dans votre vie quotidienne, il est important de réfléchir régulièrement à vos progrès. La journalisation peut être particulièrement utile ici pour suivre vos expériences, vos idées et vos défis. Ce temps de réflexion vous permet également de faire les ajustements nécessaires pour personnaliser en permanence votre routine quotidienne.

Intégrer la pleine conscience dans votre vie quotidienne nécessite des efforts et un engagement continus, mais suivre ces étapes pour cultiver une routine matinale fructueuse peut faciliter la transition. En vous entraînant à être présent et attentif, vous récolterez les fruits d'une vie plus épanouie, équilibrée et pleine de sens.

8. Intégrer la pleine conscience dans la vie quotidienne : conseils et exercices pratiques

La société d'aujourd'hui est animée par l'assaut continu d'informations et de distractions fournies par nos appareils numériques. Cela peut rendre difficile de rester présent et conduit souvent à une augmentation des sentiments de stress et d'anxiété. La pleine conscience est une pratique qui contrecarre ces difficultés courantes en favorisant la conscience du moment présent, la régulation émotionnelle et le bien-être mental. Dans cette section, nous explorerons une gamme de conseils pratiques et d'exercices que vous pouvez utiliser pour apporter une plus grande pleine conscience dans votre vie quotidienne.

1. Commencez par une routine matinale :

Commencez votre journée en mettant l'accent sur la pleine conscience en établissant une routine matinale qui intègre des activités pour promouvoir la conscience du moment présent. Cela peut inclure :

- Méditation – Commencez votre journée par une méditation de pleine conscience de 10 à 20 minutes, en concentrant votre attention sur votre respiration, vos sensations corporelles ou un mantra.
- Yoga – Le yoga aide à développer une plus grande connexion corps-esprit et combine la méditation, la respiration et le mouvement physique.
- Journal – Consacrez quelques instants chaque matin à écrire vos pensées, vos sentiments et vos intentions pour la journée. Cette pratique peut vous aider à cultiver la conscience de soi et à créer une approche proactive de la journée à venir.
- Gratitude – Commencez votre journée avec une attitude de gratitude, en énumérant trois choses pour lesquelles vous êtes reconnaissant chaque matin. Cette pratique simple augmente votre conscience des aspects positifs de votre vie et favorise le bien-être général.

2. Pratiquez une alimentation consciente :

Transformez vos repas en expériences conscientes en portant toute votre attention sur l'acte de manger. Au lieu de manger votre nourriture rapidement ou devant un écran, concentrez-vous sur le goût, la texture et l'odeur de chaque bouchée. En ralentissant et en étant présent pendant les repas, vous favoriserez une digestion plus saine, augmenterez la satisfaction et favoriserez une plus grande appréciation des nutriments apportés par les aliments.

3. Faites des pauses régulières depuis les écrans :

Réduisez les distractions liées à l'écran et la surcharge numérique en définissant des limites concernant l'utilisation de l'appareil. Établissez des intervalles réguliers tout au long de la journée pour vous éloigner de vos appareils, par exemple pendant les repas ou pour de courtes pauses. Pendant ces pauses, privilégiez les activités qui favorisent la pleine conscience, comme faire une promenade, respirer profondément ou simplement observer votre environnement sans distraction.

4. Incorporez des mouvements conscients :

Les activités physiques, telles que la marche ou le jogging, peuvent être transformées en expériences de pleine conscience lorsque vous pratiquez une plus grande conscience des mouvements de votre corps et des sensations qui les accompagnent. Le mouvement conscient augmente également votre connexion à votre corps et vous aide à rester ancré dans le moment présent.

5. Communication consciente :

Pratiquez l'écoute attentive lorsque vous engagez des conversations avec d'autres. Accordez toute votre attention à la personne qui parle, en vous concentrant sur la compréhension de son point de vue sans jugement. En pratiquant l'écoute active, vous démontrez non seulement du respect et de l'empathie pour l'autre personne, mais vous devenez également plus présent et engagé dans vos interactions.

6. Effectuez consciencieusement les tâches quotidiennes :

Apportez de la pleine conscience aux tâches banales, telles que laver la vaisselle ou plier le linge, en engageant pleinement vos sens et en prêtant attention à chaque étape du processus. Au fur et à mesure que vous vous concentrez sur la tâche à accomplir, vous trouverez plus de plaisir et de satisfaction dans ces activités de routine, les rendant plus agréables et moins une corvée.

7. Respiration consciente :

Cultivez la conscience de votre respiration tout au long de la journée comme un moyen simple et efficace de favoriser la pleine conscience. Lorsque vous remarquez que vous êtes stressé ou submergé par vos pensées, redirigez votre attention sur votre respiration, en prenant des inspirations et des expirations lentes et profondes. Cette pratique aide non seulement à réguler les émotions, mais améliore également la concentration et la concentration.

8. Méditez avant de vous coucher :

Terminez votre journée par une brève méditation de pleine conscience avant de vous coucher. Semblable à commencer votre journée par la méditation, cette pratique du soir peut vous aider à vider votre esprit, à relâcher les tensions et à préparer votre corps pour une nuit de sommeil réparatrice.

9. Participer à des ateliers/programmes de pleine conscience :

Envisagez d'assister à un atelier de pleine conscience ou de vous inscrire à un programme en ligne pour approfondir votre pratique et apprendre de nouvelles techniques. Les cours ou retraites de pleine conscience peuvent vous fournir des outils, un soutien et des conseils précieux qui peuvent améliorer votre parcours de vie consciente.

10. Établissez un rappel personnel de pleine conscience :

Choisissez un objet ou un symbole qui vous rappelle d'être attentif tout au long de la journée, comme une petite pierre, un bijou ou même un économiseur d'écran d'ordinateur. Lorsque vous remarquez votre rappel, arrêtez-vous un instant pour vous vérifier, évaluer votre état d'esprit actuel et ramener votre attention sur le moment présent.

L'intégration de la pleine conscience dans votre vie quotidienne peut entraîner de nombreux avantages pour votre santé mentale et physique. En adoptant tout ou partie de ces pratiques et exercices, vous créerez des habitudes durables qui contribueront à votre bien-être général et favoriseront une vie plus consciente et intentionnelle. N'oubliez pas, alors que vous vous lancez dans ce voyage, soyez patient et rappelez-vous que la pleine conscience est une pratique qui prend du temps et de l'engagement pour s'intégrer pleinement dans votre vie. Profitez du processus !

Arrêtez-vous, respirez et soyez présent : des moments de pleine conscience tout au long de la journée

L'un des moyens les plus efficaces d'intégrer la pleine conscience dans notre vie quotidienne est de créer des plages de temps où nous ralentissons délibérément, nous vérifions et sommes présents. Ce faisant, non seulement nous renforçons la résilience pour faire face aux facteurs de stress quotidiens, mais nous ouvrons également la possibilité d'apprécier la beauté qui nous entoure, de trouver de la gratitude et de ressentir de la joie - même dans les moments les plus banals.

Matins conscients

Commençons par le tout début de notre journée - le moment où nous nous réveillons. Nos routines matinales donnent le ton pour le reste de notre journée, il est donc essentiel de bien commencer les choses. Voici quelques pratiques matinales conscientes à considérer :

- Définissez votre intention pour la journée avant de sortir du lit. Prenez quelques respirations profondes et visualisez comment vous voulez que votre journée se déroule.
- Évitez d'atteindre votre téléphone dès le matin. Au lieu de cela, commencez votre journée par quelques minutes de respiration consciente, de méditation ou d'étirements doux.
- Savourez votre rituel du matin, qu'il s'agisse de faire du café, de vous brosser les dents ou de préparer le petit-déjeuner, en faisant attention aux parfums, aux goûts et aux textures.
- Réservez du temps pour une pratique quotidienne de gratitude - écrivez trois choses pour lesquelles vous êtes reconnaissant chaque matin.

Mini pauses de pleine conscience

Tout au long de la journée, il est bénéfique de faire le point sur soi-même et de se concentrer sur le moment présent. Ces mini-pauses de pleine conscience peuvent vous aider à réduire le stress, à améliorer votre concentration et votre bien-être général. Voici quelques façons d'intégrer ces pauses dans votre emploi du temps :

- Définissez des rappels tout au long de la journée pour faire une pause de pleine conscience. Utilisez une application, une minuterie sur votre téléphone ou des notes autocollantes pour vous rappeler de prendre quelques respirations profondes, d'observer votre environnement ou simplement de remarquer des sensations dans votre corps.

- Faites une "promenade consciente" pendant votre heure de déjeuner ou votre pause-café. Concentrez-vous sur vos pas, la sensation de vos pieds touchant le sol, votre respiration et les images et les sons qui vous entourent.
- Avant et pendant les réunions ou les appels téléphoniques, prenez un moment pour observer votre respiration et comment vous vous sentez. Définissez une intention pour la conversation et n'oubliez pas de ramener votre attention sur votre respiration si vous vous sentez stressé ou dépassé.
- Lorsque vous vous retrouvez à attendre – en file d'attente, au cabinet du médecin ou pour le début d'une réunion – prenez quelques instants pour pratiquer la pleine conscience. Observez votre environnement, votre respiration et toutes les sensations dans votre corps.

Soirées Pleine Conscience

La façon dont nous terminons notre journée est tout aussi importante que la façon dont nous la commençons. En nous détendant avec un sentiment de pleine conscience, nous pouvons relâcher toute tension de la journée, nous préparer à un sommeil réparateur et repartir à zéro le lendemain. Essayez ces pratiques nocturnes conscientes :

- Créez un coucher de soleil numérique en définissant une heure spécifique chaque soir lorsque vous éteignez les écrans et les appareils. Utilisez ce temps pour vous engager dans des pratiques de soins personnels ou pour vous connecter avec vos proches.

- Pratiquez une "alimentation consciente" pendant le dîner. Savourez les saveurs, les textures et les odeurs de votre repas et mâchez lentement. Exprimez votre gratitude pour la nourriture et le processus qu'il a fallu pour amener la nourriture dans votre assiette.
- Cultivez une routine consciente au coucher. Envisagez d'incorporer des étirements doux, des exercices de respiration profonde ou des méditations d'analyse corporelle pour vous aider à vous détendre et à vous préparer à une nuit de sommeil réparatrice.
- Tenez un journal de gratitude à côté de votre lit et notez trois choses pour lesquelles vous êtes reconnaissant chaque soir.

N'oubliez pas que la clé pour intégrer la pleine conscience dans votre vie quotidienne est d'en faire une habitude. Commencez petit, soyez cohérent et restez doux avec vous-même lorsque vous intégrez ces pratiques à votre routine. Au fil du temps, vous remarquerez à quel point la pleine conscience améliore votre expérience de la vie quotidienne et soutient votre parcours de désintoxication numérique, menant à une existence plus présente, équilibrée et connectée.

9. Créer des habitudes numériques saines : fixer des limites et maintenir l'équilibre

Fixer des limites et maintenir l'équilibre

À l'ère numérique d'aujourd'hui, la connectivité et la distraction constantes des appareils électroniques peuvent laisser notre esprit fatigué et dépassé. Pour protéger notre bien-être mental et mener une vie plus équilibrée, il est essentiel d'établir de saines habitudes numériques. Fixer des limites et maintenir un équilibre dans notre utilisation de la technologie peut être bénéfique pour notre santé mentale, nos relations sociales et notre bonheur général. Dans cette section, nous explorerons des stratégies pour créer et maintenir des habitudes numériques saines, qui à leur tour contribueront à une expérience de vie plus consciente.

Établir des limites claires

Fixer des limites à l'utilisation de la technologie est essentiel pour maintenir l'équilibre dans nos vies. La clarté de ce qui est acceptable et de ce qui ne l'est pas nous permet de prendre le contrôle de notre temps et garantit que la technologie nous sert plutôt que l'inverse. Voici quelques conseils pour établir des limites claires :

1. **Créez un calendrier** : déterminez quand et pendant combien de temps vous vous engagerez avec la technologie. Soyez intentionnel quant à vos heures de connectivité et, plus important encore, vos heures de déconnexion. Par exemple, vous pouvez définir une règle pour éviter les écrans pendant les repas ou une heure avant le coucher.
2. **Donnez la priorité aux activités hors ligne** : investissez du temps et de l'énergie dans des passe-temps, des intérêts et des relations qui n'impliquent pas d'écrans. Cela peut inclure lire des livres physiques, faire du sport, s'engager dans des activités artistiques ou passer du temps de qualité avec des amis et la famille.
3. **Établir des zones sans appareils** : Désignez des zones spécifiques de votre maison, telles que la chambre ou la salle à manger, comme zones sans

appareils. Cela encouragera des interactions plus conscientes et présentes avec votre environnement et les personnes qui vous entourent.

Maintenir activement l'équilibre

Une fois que vous avez établi des limites claires, il est essentiel de maintenir activement l'équilibre dans vos habitudes numériques. Soyez vigilant pour vous assurer que la technologie ne prend pas le dessus sur votre vie en suivant ces conseils :

1. **Surveillez votre utilisation** : suivez le temps que vous passez sur différents appareils et applications. Être conscient du temps que vous passez en ligne peut vous aider à prendre de meilleures décisions concernant vos habitudes numériques. Il existe des applications disponibles qui peuvent vous aider à surveiller votre temps d'écran et même à définir des limites pour des applications ou des activités spécifiques.
2. **Faites régulièrement des détox numériques** : Périodiquement, faites une pause de la technologie pendant une journée ou même une semaine. Utilisez ce temps pour vous recentrer et vous engager dans des activités qui rajeunissent votre esprit et votre corps.
3. **Fixez-vous des objectifs précis** : Afin de maintenir un équilibre dans vos habitudes numériques, fixez-vous des objectifs précis. Par exemple, vous pouvez décider de limiter votre utilisation des médias sociaux à 30 minutes par jour ou de ne consulter vos e-mails que trois fois par jour. Avoir un objectif clair peut vous aider à rester discipliné dans vos habitudes.

Cultiver la pleine conscience et l'auto-compassion

Alors que vous vous efforcez de créer des habitudes numériques saines, n'oubliez pas de cultiver la pleine conscience et l'auto-compassion. Soyez présent et conscient de la façon dont l'utilisation de la technologie affecte vos émotions, vos relations et votre bien-être général. Reconnaissez quand une désintoxication numérique peut être justifiée et ne soyez pas trop dur avec vous-même si vous avez parfois du mal à maintenir votre équilibre. Il est crucial de se rappeler que l'établissement de limites et le maintien de l'équilibre sont des processus continus, et ce n'est pas grave s'ils ne sont pas parfaits tous les jours.

1. **Pratiquez la pleine conscience** : Soyez présent dans vos interactions avec la technologie. Faites attention à la façon dont le temps passé sur les écrans affecte votre humeur, votre niveau d'énergie et vos relations. Reconnaissez quand vous pourriez avoir besoin de prendre du recul et de faire une pause.
2. **Pardonnez-vous** : Comme toute habitude, établir des comportements numériques sains demande du temps et de la pratique. Pardonnez-vous si vous vous trompez de temps en temps et passez plus de temps en ligne que vous ne le souhaiteriez. Utilisez ces moments comme des occasions d'introspection et de croissance, plutôt que comme des raisons de vous réprimander.

Adopter une vie numérique équilibrée

En conclusion, créer des habitudes numériques saines est essentiel pour trouver l'équilibre et le bonheur dans notre monde connecté et en évolution rapide. En établissant des limites claires, en maintenant activement l'équilibre et en cultivant la pleine conscience et l'auto-compassion, nous pouvons prendre le contrôle de notre utilisation de la technologie et nous assurer qu'elle nous sert de manière positive.

N'oubliez pas que fixer des limites et maintenir l'équilibre est un processus continu et évolutif, et que le parcours sera différent pour chacun. Continuez à revoir et à affiner vos stratégies, et soyez patient avec vous-même pendant que vous travaillez vers une vie numérique plus consciente et équilibrée.

Créer des habitudes numériques saines : fixer des limites et maintenir l'équilibre

Alors que nous continuons à intégrer la technologie dans notre vie quotidienne, la nécessité d'adopter de saines habitudes numériques devient de plus en plus importante. En fixant des limites et en maintenant l'équilibre, nous pouvons éviter les pièges courants de la surconsommation, tels que la dépendance à la technologie, l'envie des médias sociaux et la surcharge d'informations. Dans cette section, nous discuterons des stratégies et des pratiques pour créer une vie numérique équilibrée, qui comprend :

1. Établir vos valeurs et priorités numériques
2. Fixer des limites d'utilisation et mettre en place des ruptures technologiques
3. Développer des habitudes de consommation et de communication conscientes
4. Favoriser les connexions en personne et entretenir des relations authentiques
5. Adopter le minimalisme numérique et simplifier votre vie en ligne

1. Établir vos valeurs et priorités numériques

Avant de vous lancer dans votre parcours de désintoxication numérique, il est important de réfléchir à vos valeurs et à vos priorités en matière d'utilisation de la technologie. Posez-vous les questions suivantes :

- Mes choix numériques reflètent-ils mes valeurs personnelles ?
- Quel rôle est-ce que je veux que la technologie joue dans ma vie ?
- Comment puis-je utiliser la technologie de manière plus ciblée et intentionnelle ?
- Quelles activités et plateformes en ligne apportent de la valeur à ma vie ?

Une fois que vous aurez une meilleure compréhension de vos valeurs et priorités numériques, il sera plus facile de créer un plan qui s'aligne sur ces objectifs.

2. Fixer des limites d'utilisation et mettre en œuvre des ruptures technologiques

Afin de maintenir l'équilibre dans votre vie numérique, il est essentiel de fixer des limites d'utilisation et de planifier des pauses technologiques régulières. Voici quelques stratégies pour vous aider à reprendre le contrôle de votre temps :

- Définissez des limites de temps d'écran quotidiennes ou allouez un nombre spécifique d'heures/minutes pour chaque activité ou plateforme en ligne.
- Utilisez des applications telles que Freedom, Moment ou Forest pour suivre votre utilisation ou bloquer certains sites Web/applications à des heures précises.
- Désactivez les notifications pour les applications non essentielles ou passez votre téléphone en mode "Ne pas déranger" à certaines heures.

- Programmez régulièrement des journées ou des week-ends de détox numérique (une fois par mois, par exemple) pour vous déconnecter complètement et vous ressourcer.
- Faites de courtes pauses technologiques ou « micro-désintoxications » tout au long de la journée (par exemple, pendant le déjeuner ou avant le coucher) pour vous déconnecter.

3. Développer des habitudes de consommation et de communication conscientes

Pour favoriser des habitudes numériques plus saines, il est important de pratiquer une consommation et une communication conscientes. Gardez ces pratiques à l'esprit lorsque vous interagissez avec la technologie :

- Avant de vérifier votre téléphone ou de naviguer en ligne, faites une pause et demandez-vous : "Ai-je un but ou une intention spécifique derrière cette action ?"
- Efforcez-vous de vous concentrer sur une activité numérique à la fois, en évitant le défilement insensé ou le multitâche compulsif.
- Écoutez votre corps et reconnaissez quand vous avez besoin de faire une pause ou de changer de tâche (par exemple, vous sentir tendu ou fatigué).
- Entraînez-vous à publier et à commenter consciemment en ligne, en tenant compte à la fois de l'objectif de votre message et de l'impact qu'il peut avoir sur les autres.
- Soyez conscient du contenu que vous consommez et des conversations dans lesquelles vous vous engagez, en vous assurant qu'ils correspondent à vos valeurs et priorités numériques.

4. Favoriser les connexions en personne et entretenir des relations authentiques

Alors que notre monde devient de plus en plus numérique, il est facile d'oublier l'importance des connexions en personne et des relations authentiques. Gardez ces conseils à l'esprit pour maintenir l'équilibre dans votre vie sociale :

- Dans la mesure du possible, privilégiez les interactions en face à face à la communication numérique, en réservant du temps dédié aux activités sociales.
- Cultivez une habitude d'écoute profonde et de connexion authentique pendant les conversations, en réduisant les distractions et en étant pleinement présent.
- Envisagez de rejoindre des clubs, des organisations ou des groupes d'amateurs locaux pour renforcer vos liens communautaires et forger des amitiés authentiques.
- Participez à des dîners ou à des réunions de famille sans technologie pour favoriser des moments de qualité et des conversations significatives.
- Favorisez un équilibre entre les relations en ligne et hors ligne en intégrant certaines connexions numériques dans des environnements réels, comme la connexion avec des amis en ligne via des rencontres ou des événements.

5. Adopter le minimalisme numérique et simplifier votre vie en ligne

Le minimalisme numérique consiste à réduire intentionnellement votre empreinte numérique et à simplifier votre vie en ligne. En adoptant cette philosophie, vous pouvez retrouver la concentration et le contrôle de votre temps et de votre attention. Voici quelques façons de pratiquer le minimalisme numérique :

- Effectuez un audit de vos comptes en ligne et supprimez ou désabonnez-vous de ceux qui ne servent plus à rien ou ne correspondent plus à vos valeurs numériques.
- Choisissez quelques plateformes de médias sociaux ou communautés en ligne pour concentrer votre énergie et votre engagement, plutôt que d'essayer de maintenir une présence sur plusieurs sites.
- Établissez une routine de désencombrement numérique (par exemple, mensuelle ou trimestrielle) pour examiner et rationaliser vos appareils, applications et fichiers numériques.
- Fixez des limites à votre consommation numérique en évitant les articles de clickbait, en limitant la consommation d'actualités et en vous engageant dans un nombre spécifique de newsletters, de podcasts ou de cours en ligne.
- Travaillez à développer des habitudes et des passe-temps sains hors ligne pour remplacer l'utilisation excessive de la technologie, comme la lecture, l'exercice ou la pratique d'une compétence créative.

En adoptant ces stratégies, vous pouvez définir des limites solides et maintenir l'équilibre dans votre vie numérique, ouvrant la voie à une existence plus consciente, intentionnelle et présente. Avec de la persévérance et de l'engagement, vous pouvez favoriser des habitudes numériques plus saines, améliorer votre bien-être et récolter les fruits d'une vie plus équilibrée.

Fixer des limites et maintenir l'équilibre : une approche holistique du bien-être numérique

Nous vivons à une époque où nos journées sont remplies d'une quantité écrasante de stimuli numériques. Depuis les smartphones, les e-mails, les réseaux sociaux, les séries dignes de frénésie sur les plateformes de streaming et les sessions de navigation sans fin, il est indéniable de réévaluer la façon dont nous utilisons la technologie numérique. Alors que nous visons à créer des habitudes numériques plus saines, nous devons également reconnaître l'importance de fixer des limites et de maintenir un équilibre pour notre bien-être physique, psychologique et émotionnel.

Identifier vos habitudes numériques

L'une des premières étapes pour délimiter la frontière entre les habitudes numériques saines et malsaines est une **évaluation approfondie de vos routines actuelles** . Suivez votre utilisation quotidienne, téléchargez une application pour suivre votre temps d'écran ou tenez un journal pour vous aider à documenter vos comportements en ligne. Gardez ces questions à l'esprit :

- À quels moments de la journée êtes-vous le plus souvent en ligne et pourquoi ?
- Pouvez-vous identifier des situations ou des événements spécifiques qui vous incitent à vous connecter ?
- Y a-t-il certaines plateformes ou applications qui accaparent la majorité de votre consommation numérique ?

En analysant vos habitudes numériques existantes, vous pouvez mieux comprendre ce qui doit changer, créer une feuille de route pour votre parcours de désintoxication numérique et, finalement, établir des habitudes plus saines dans votre vie quotidienne.

Créer et mettre en œuvre des frontières numériques intelligentes

Sur la base de votre évaluation de votre vie numérique, établissez consciemment **des limites numériques** . Prenez des mesures pour mettre en œuvre ces limites de manière cohérente et revoyez-les continuellement pour garantir leur efficacité. Voici quelques stratégies à considérer :

1. **Définissez des zones et des horaires "sans numérique".** Les limites physiques et temporelles peuvent être extrêmement efficaces. Aménagez des pièces dans votre maison sans appareil, comme la chambre à coucher, pour créer un sanctuaire de repos et de rajeunissement. De plus, définissez des heures de déconnexion numérique, comme pendant les repas, une heure avant le coucher ou pendant le « temps familial ».

2. **Définissez des limites sur des plates-formes et des applications spécifiques.** Les médias sociaux, les e-mails et les plates-formes de divertissement sont des coupables courants de la surconsommation. Créez des règles d'utilisation, telles que la vérification des e-mails uniquement à des heures précises ou des messages de réponse groupée. Engagez-vous à regarder un seul épisode d'une série par semaine ou planifiez à l'avance les publications sur les réseaux sociaux pour limiter le défilement réactif.

3. **Limiter les notifications.** Les sons et vibrations de notification fréquents peuvent être gênants et

anxiogènes. Désactivez les notifications non essentielles sur vos appareils et envisagez de mettre en place une politique stricte de "mode silencieux" pendant une partie de la journée.

4. **Optez pour l'analogique.** Adoptez des alternatives analogiques aux activités numériques. Lisez des livres physiques, écrivez dans un journal ou utilisez un réveil au lieu de votre téléphone. Vous constaterez peut-être que ces activités analogiques procurent un sentiment de satisfaction et d'apaisement que leurs homologues numériques ne peuvent tout simplement pas reproduire.

Cultiver la pleine conscience à l'ère numérique

Bien que fixer des limites soit une première étape essentielle, **le bien-être numérique à long terme dépend de la culture de la pleine conscience** dans nos choix quotidiens. Voici quelques pratiques conscientes à intégrer dans votre parcours de désintoxication numérique :

1. **Le test du "pourquoi".** Chaque fois que vous attrapez votre appareil, faites une pause et demandez-vous : « Pourquoi est-ce que je fais cela ? » En augmentant votre conscience de vos motivations, vous pouvez plus facilement reconnaître et éviter les comportements numériques malsains.

2. **Pratiques de gratitude.** Au lieu de vous défouler et de rechercher une validation en ligne, prenez le temps de vous connecter avec les personnes essentielles de votre vie par le biais d'appels téléphoniques ou de conversations en face à face. Exprimez régulièrement votre gratitude en disant à ces personnes à quel point elles comptent pour vous.

3. **Adoptez le silence.** Alors que nous approchons continuellement de la surcharge d'informations,

embrasser le silence peut faire des merveilles pour notre pleine conscience et notre bien-être général. Faites des pauses dans la stimulation audio et visuelle et donnez-vous des occasions de vous reposer, de respirer et de réfléchir.

4. **Savoureuse numérique.** Choisissez une expérience numérique positive chaque jour et savourez-la. Engagez-vous pleinement dans le contenu, en prenant le temps de l'apprécier entièrement. Ensuite, réfléchissez aux raisons pour lesquelles cette expérience a été agréable pour vous.

Conclusion

En identifiant vos habitudes numériques actuelles, en créant et en mettant en œuvre des limites numériques intelligentes et en favorisant la pleine conscience, vous pouvez parvenir à un style de vie numérique équilibré qui favorise votre bien-être général. N'oubliez pas d'être patient et gentil avec vous-même lorsque vous vous embarquez dans ce voyage vers une connexion plus saine et plus consciente avec le monde numérique.

9. Créer des habitudes numériques saines : fixer des limites et maintenir l'équilibre

Dans notre monde moderne, nous sommes inondés de technologie et de connectivité constante. Bien que ces avancées aient transformé nos vies de manière remarquable, elles ont également créé un besoin pressant d'établir de saines habitudes numériques. En fixant des limites et en maintenant l'équilibre, nous pouvons exploiter la puissance de la technologie tout en évitant les pièges de la dépendance aux écrans, de la fatigue mentale et des relations compromises.

L'importance de fixer des limites

L'expression « la technologie n'a pas de frontières » est couramment utilisée pour souligner les possibilités infinies qu'elle offre. Cependant, l'absence de frontières peut être une épée à double tranchant - si elle n'est pas contrôlée, la technologie peut rapidement s'infiltrer et dominer tous les aspects de nos vies.

Fixer des limites avec les appareils numériques encourage un sentiment de contrôle et d'intention dans notre utilisation. Cette pratique préserve du temps pour d'autres aspects essentiels de notre vie, comme les soins personnels et l'entretien de nos relations. En prenant des mesures pour fixer des limites claires avec nos appareils, nous nous protégeons de la nature addictive de la connexion constante et nous permettons d'être présents dans notre vie quotidienne.

Établir des zones et des horaires sans écran

Choisissez des zones désignées de votre maison où les appareils ne sont pas autorisés, comme la chambre ou la salle à manger. Ce faisant, vous encouragez la relaxation et la pleine conscience dans ces espaces, permettant des liens plus profonds avec vous-même et vos proches. De plus, désignez des moments particuliers où les écrans sont interdits, comme pendant les repas, tôt le matin ou avant le coucher. En définissant des paramètres, vous vous permettez de développer un modèle d'utilisation plus structuré et évitez les indulgences excessives.

Définir des limites d'utilisation

Pour éviter de passer trop de temps sur les appareils, établissez des limites claires en définissant la durée, la fréquence ou les conditions d'utilisation. Utilisez les fonctionnalités offertes par de nombreux appareils, telles que les limites de temps et les restrictions d'application. Par exemple, vous ne pouvez naviguer sur les réseaux sociaux que pendant les plages horaires imparties ou limiter des applications spécifiques à une quantité quotidienne prédéterminée. En fixant consciemment ces limites, vous évitez le défilement insensé et vous vous assurez que vos activités correspondent à vos objectifs et à vos valeurs.

Définissez votre objectif

Avant d'utiliser votre appareil, faites une pause et réfléchissez à votre intention : recherchez-vous des informations, des divertissements ou une connexion ? Qu'espérez-vous accomplir ? Avoir un objectif clair vous aidera non seulement à utiliser la technologie plus efficacement, mais cela vous empêchera de vous engager sans but avec l'écran, seulement pour réaliser que des heures se sont écoulées.

Maintenir l'équilibre dans le monde numérique

Même avec des frontières en place, trouver un équilibre entre le monde numérique et notre vie quotidienne peut être difficile. Le maintien de cet équilibre est crucial pour notre bien-être mental et émotionnel, ainsi que pour la qualité de nos relations.

Privilégier les échanges en face à face

Bien que cela puisse sembler basique, donnez la priorité au temps de qualité passé avec votre famille et vos amis. Pratiquez des activités et des passe-temps partagés sans la présence constante d'écrans. Cette pratique crée et renforce les liens avec les autres, favorise des conversations significatives et aide à réduire la solitude qui peut accompagner l'utilisation excessive de la technologie.

Pratiquez des loisirs sans écran

Offrez-vous le cadeau de vous engager dans des activités et des passe-temps qui ne nécessitent pas d'écran. Cela peut aller de la cuisine à la peinture en passant par l'écriture, la lecture ou la pratique du yoga. En remplaçant une partie du temps passé devant un écran par des activités sans écran, vous aidez à réduire la fatigue mentale et à établir un ensemble d'intérêts plus diversifié pour cultiver la créativité et la croissance personnelle.

Briser le cycle de la dépendance

L'envie d'utiliser des appareils numériques peut provenir de la soi-disant « peur de manquer » (FOMO), ainsi que des coups de dopamine que notre cerveau reçoit lorsque nous rencontrons de nouvelles informations. Mettez-vous au défi de retarder la vérification de votre téléphone pour les mises à jour et les notifications - respirez profondément et asseyez-vous avec l'inconfort. Progressivement, vous constaterez que cette dépendance commence à s'affaiblir à mesure que vous vous engagez plus consciencieusement avec vos appareils.

Soins personnels et détox numérique

Prendre des pauses fréquentes de la technologie est essentiel pour le bien-être mental et émotionnel. Réservez du temps pour une désintoxication numérique, que ce soit une heure par jour, une journée complète le week-end ou une période définie pendant les vacances. Utilisez ce temps pour vous ressourcer, réfléchir, vous engager dans des pratiques de soins personnels et vous connecter avec vos proches de manière significative.

Cultiver de saines habitudes numériques est un processus qui exige de la sensibilisation, des efforts et de la détermination. Lorsque vous fixez des limites et recherchez l'équilibre, n'oubliez pas d'être doux avec vous-même et comprenez qu'un changement positif prend du temps. Ce faisant, vous créez une base qui vous permet d'embrasser le pouvoir de transformation de la technologie sans compromettre votre bien-être ou votre capacité à vivre une vie consciente et connectée.

Établir des limites pour la consommation numérique

Notre vie quotidienne est de plus en plus dominée par les appareils numériques et les plateformes en ligne, ce qui nous laisse peu de temps pour établir et maintenir des limites saines. C'est pourquoi il est crucial de fixer délibérément des limites à notre consommation numérique, à la fois pour préserver notre santé mentale et pour maintenir un mode de vie équilibré. Vous trouverez ci-dessous quelques stratégies pour établir des limites appropriées pour une alimentation numérique plus saine.

1. Comprendre et définir vos valeurs

Commencez par prendre le temps de réfléchir à ce qui est essentiel dans votre vie, tant sur le plan personnel que professionnel. Notez vos valeurs fondamentales et ce que vous voulez accomplir avec l'utilisation de votre appareil numérique. Lorsque vous êtes conscient de vos valeurs et que vous alignez vos habitudes numériques en conséquence, vous êtes plus susceptible d'éviter une exposition numérique inutile et de maintenir un équilibre sain.

2. Fixez-vous des objectifs et des limites spécifiques

En fonction de vos valeurs, créez des objectifs raisonnables pour contrôler votre consommation numérique. Déterminez combien de temps vous souhaitez consacrer aux réseaux sociaux, aux e-mails et à la navigation sur Internet. Fixez-vous des objectifs tangibles comme « pas plus de 30 minutes par jour sur les réseaux sociaux » ou « ne consultez vos e-mails que deux fois par jour » pour créer des limites utiles.

3. Prioriser les tâches et engagements importants

Pour assurer une utilisation productive de vos appareils numériques, identifiez et hiérarchisez les tâches les plus importantes qui nécessitent votre attention. Cette approche vous permet de tirer le meilleur parti de votre temps d'écran et vous encourage à vous engager dans des activités numériques significatives qui servent un objectif clair.

4. Débranchez fréquemment et systématiquement

Désignez des moments précis de la journée pour les pauses numériques. En incorporant des pauses régulières et structurées de la technologie (par exemple, pendant le déjeuner et le dîner, ou après une quantité de travail définie), vous pouvez aider à atténuer les sentiments de submersion numérique et à rester concentré sur le moment présent.

5. Établissez des zones et des heures sans appareil

Identifiez les zones de votre maison ou de votre lieu de travail où les appareils numériques ne sont pas autorisés, comme la chambre, la salle à manger ou les espaces extérieurs. La mise en place de zones et d'heures sans appareil tout au long de la journée et de la soirée vous encourage à vous engager dans des activités plus conscientes et présentes, telles que des conversations approfondies, la lecture ou la méditation.

6. Planifier des périodes de déconnexion numérique

Désignez une période chaque semaine ou chaque mois où vous vous éloignez intentionnellement des appareils, applications ou plateformes numériques. Cette « détox numérique » vous permettra de vous reconnecter à vous-même et à votre environnement et vous aidera à pratiquer la pleine conscience dans votre vie quotidienne.

7. Communiquez vos limites aux autres

Pour établir et maintenir avec succès vos limites numériques, il est essentiel de communiquer ces limites à ceux qui vous entourent, tels que vos amis, votre famille et vos collègues. Ce faisant, vous créez une compréhension et une responsabilité mutuelles et vous vous soutenez mutuellement dans l'observation d'habitudes numériques plus saines.

8. Utilisez des outils pour vous aider à fixer des limites

Envisagez d'utiliser des outils numériques conçus pour aider à établir et à maintenir des limites saines. Les exemples incluent les bloqueurs de sites Web, les applications de suivi du temps ou les fonctionnalités intégrées sur vos appareils qui vous aident à surveiller votre utilisation. Ces outils peuvent agir comme des rappels constants de vos objectifs et réduire la tentation de s'engager dans des habitudes numériques malsaines.

9. Pratiquez l'auto-compassion

Établir et maintenir des limites numériques peut être difficile, et vous ne respecterez peut-être pas toujours vos propres règles. Il est crucial de pratiquer la compréhension et le pardon lorsque vous faites une erreur. Acceptez que les revers fassent partie du processus d'apprentissage et utilisez ces expériences comme des opportunités pour affiner et ajuster vos limites numériques.

10. Réévaluez continuellement vos besoins et vos progrès

Évaluez régulièrement vos habitudes et vos limites numériques pour vous assurer qu'elles répondent précisément à vos besoins et correspondent à vos valeurs. Adaptez vos limites à mesure que vous grandissez et changez, et que votre consommation numérique évolue. L'auto-évaluation continue vous permet de rester conscient de votre relation avec la technologie, assurant la durabilité et l'équilibre de votre vie numérique.

Atteindre un style de vie numérique équilibré nécessite de l'intentionnalité, de l'autoréflexion et de la persévérance. En fixant des limites réfléchies et en restant déterminé à les maintenir, vous serez mieux équipé pour naviguer dans le monde numérique et favoriser une vie plus consciente, présente et connectée.

10. Atteindre un bien-être numérique durable : un voyage vers une vie consciente

10.1 Comprendre le bien-être numérique

Le bien-être numérique fait référence à l'état de bien-être optimal qu'un individu peut atteindre en maintenant un équilibre sain entre son utilisation de la technologie et d'autres aspects de sa vie. Alors que le monde devient de plus en plus connecté, le bien-être numérique devient un aspect essentiel de la santé et du bien-être en général.

Le voyage vers un bien-être numérique durable commence par comprendre comment la technologie influence nos vies et reconnaître ses avantages ainsi que ses impacts négatifs potentiels sur notre santé mentale et physique. Il est important que nous prenions du recul et évaluions notre relation avec la technologie, en nous concentrant non seulement sur ses avantages, mais également en considérant comment elle peut causer du stress, de l'anxiété ou entraver notre croissance.

10.2 La pleine conscience : la pierre angulaire du bien-être numérique

La pleine conscience est la pratique consistant à accorder toute son attention au moment présent et à observer les pensées, les sentiments et les sensations sans jugement. C'est un outil puissant pour aider à rétablir l'équilibre dans nos vies en renouant avec nous-mêmes et avec notre environnement. Développer une base solide en pleine conscience peut nous aider à prendre davantage conscience de l'impact de la technologie sur nos vies et à faire des choix éclairés sur la façon de l'utiliser.

Voici quelques stratégies pour cultiver la pleine conscience dans votre vie quotidienne :

- **Méditation** : La méditation régulière aide à entraîner votre esprit à se concentrer sur le moment présent, ce qui peut améliorer votre prise de conscience de vos propres habitudes numériques et de leurs effets sur votre bien-être général.
- **Exercices de respiration** : Prendre quelques minutes chaque jour pour pratiquer la respiration profonde ou d'autres techniques de relaxation peut améliorer votre capacité à faire face au stress associé à l'utilisation de la technologie.
- **Activités de plein air** : passer du temps dans la nature, loin des écrans et des appareils, peut vous aider à vous réinitialiser et à vous ressourcer, tout en vous offrant l'occasion de renouer avec vous-même.

10.3 Créer une vie numérique équilibrée

Comprendre le besoin de pleine conscience et de bien-être numérique n'est que la première étape. Il est également essentiel de mettre cette compréhension en pratique en créant une vie numérique équilibrée. Voici quelques conseils pour atteindre l'équilibre et favoriser le bien-être numérique :

- **Fixez des limites claires** : créez des limites entre votre travail et votre vie personnelle, par exemple en désignant des heures spécifiques pour les e-mails, les réseaux sociaux et d'autres utilisations technologiques. Évitez d'utiliser les appareils pendant les repas ou quelques heures avant le coucher.

- **Pratiquez le minimalisme numérique :** pensez à réduire le nombre d'applications et d'appareils que vous utilisez, et concentrez-vous sur leurs fonctions essentielles pour désencombrer votre espace numérique.
- **Donner la priorité aux relations humaines :** faites un effort pour engager des interactions personnelles, que ce soit par le biais d'appels téléphoniques ou de conversations en face à face, plutôt que de vous fier uniquement aux SMS et aux réseaux sociaux.
- **Planifiez du temps sans technologie :** Désignez des moments précis de la journée ou de la semaine où vous êtes complètement déconnecté de la technologie, vous permettant d'être pleinement présent dans votre environnement.

10.4 Améliorer la santé mentale grâce au bien-être numérique

Le voyage vers le bien-être numérique comprend également la promotion de la santé mentale en s'attaquant de manière proactive à toutes les habitudes numériques malsaines qui peuvent causer du stress ou de l'anxiété. Voici quelques façons d'améliorer votre santé mentale dans le cadre de votre parcours de bien-être numérique :

- **Développez une relation saine avec les réseaux sociaux :** limitez le temps que vous passez sur les réseaux sociaux et soyez conscient de la façon dont cela affecte votre humeur et votre estime de soi. Concentrez-vous sur son utilisation pour établir une véritable connexion avec les autres plutôt que comme un outil de comparaison ou de validation.
- **Pratiquez la gratitude :** Réfléchissez régulièrement aux aspects positifs de votre vie, y compris l'impact positif de la technologie sur celle-ci. La gratitude peut

vous aider à déplacer votre attention des facteurs de stress potentiels vers les choses qui apportent joie et épanouissement.

- **Demandez l'aide d'un professionnel si nécessaire** : si vous avez des difficultés avec votre relation avec la technologie, envisagez de demander l'aide d'un professionnel, tel qu'un thérapeute ou un conseiller spécialisé dans le bien-être numérique.

10.5 Embrasser un avenir de croissance et d'apprentissage continus

Atteindre un bien-être numérique durable est un cheminement continu qui nécessite une réflexion et une adaptation constantes. Soyez prêt à réévaluer vos habitudes numériques et à apporter des changements si nécessaire, car la technologie continue d'évoluer et d'avoir un impact nouveau sur nos vies.

S'engager dans ce voyage de croissance continue améliorera non seulement votre bien-être numérique, mais favorisera également des relations plus saines avec vous-même et les autres, et améliorera considérablement votre bien-être général et votre qualité de vie. Engagez-vous à cultiver la pleine conscience et une vie numérique équilibrée, et assistez à la remarquable transformation positive de votre expérience du monde.

10. Atteindre un bien-être numérique durable : un voyage vers une vie consciente

Pour parvenir à un bien-être numérique complet, il est essentiel non seulement de se concentrer sur la limitation de l'influence de la technologie sur notre vie quotidienne, mais aussi de faire un effort conscient pour favoriser une base durable qui favorise la pleine conscience et une vie plus saine. Ici, nous explorons diverses étapes et habitudes que nous pouvons intégrer à nos routines pour nous assurer non seulement d'atteindre une désintoxication numérique temporaire, mais aussi de maintenir en permanence un bien-être numérique durable.

10.1. Établir des habitudes numériques intentionnelles

L'une des principales étapes pour atteindre un bien-être numérique durable consiste à identifier le temps et les efforts consacrés aux appareils numériques et à développer des habitudes qui facilitent le contrôle de ces facteurs. Voici quelques suggestions pour former des habitudes numériques intentionnelles :

- **Alternatives analogiques :** remplacez les tâches numériques par des versions analogiques simples lorsque cela est possible, comme l'utilisation d'un réveil traditionnel plutôt que de compter sur une alarme téléphonique, ou la lecture de livres physiques au lieu de livres électroniques.
- **Temps sans appareil programmé :** Définissez des créneaux horaires désignés pendant la journée qui sont réservés pour s'engager dans des activités sans aucune interruption numérique, telles que des routines d'exercice quotidiennes, des interactions sociales ou une réflexion silencieuse.
- **Utilisation consciente des médias sociaux :** Soyez sélectif et conscient dans votre choix de plateformes de médias sociaux, et limitez les suivis ou les amitiés

à des connexions de qualité qui profitent à votre bien-être émotionnel et mental.

- **Établissez le zonage des appareils :** Désignez des espaces spécifiques dans votre maison ou votre bureau où l'utilisation des appareils est restreinte, comme la chambre ou la salle à manger. Idéalement, ces zones devraient être propices à la détente, au repos ou à une conversation ciblée.

10.2. Encourager la pleine conscience et la réflexion

Associer des habitudes numériques intentionnelles à un effort conscient pour promouvoir la pleine conscience et les moments de réflexion s'avère être une approche efficace pour un bien-être numérique durable. Certaines techniques pour encourager la pleine conscience comprennent:

- **Pratiquer la méditation :** La méditation est un outil précieux pour se permettre de devenir plus en phase avec ses états émotionnels et mentaux, encourageant une meilleure compréhension des limites personnelles et des facteurs de stress liés à la consommation numérique.
- **Exercices de respiration :** Des exercices de respiration simples aident à ancrer l'esprit dans le moment présent, permettant une meilleure gestion du stress et une prise de conscience accrue de la nécessité d'une désintoxication numérique.
- **Journalisation :** Mettre ses pensées sur papier est un excellent moyen de traiter les émotions, de se débarrasser de l'encombrement de l'esprit et de promouvoir une perspective plus saine sur l'utilisation du numérique.
- **Exercices de gratitude :** Réfléchir aux aspects positifs de la vie et à la richesse des relations interpersonnelles aide à favoriser une appréciation

renouvelée des expériences et des connexions au-delà de la sphère numérique.

10.3. Favoriser le bien-être physique et émotionnel

Le bien-être numérique dépend également d'une approche saine et holistique de la santé physique et émotionnelle. Voici quelques façons d'y parvenir :

- **Exercice :** Intégrez des exercices réguliers à votre routine quotidienne, en vous assurant qu'il n'y a pas d'interruptions numériques. La forme physique contribue à la clarté mentale et à l'amélioration du bien-être émotionnel.
- **Une alimentation saine :** une alimentation équilibrée a un impact significatif sur l'humeur et les niveaux d'énergie, réduisant la dépendance aux appareils numériques comme sources de confort ou de stimulation.
- **Sommeil de qualité :** privilégiez un horaire de sommeil suffisant, garantissant un environnement de sommeil sans appareil pour améliorer la santé mentale et physique.
- **Cultiver des relations en personne :** Investissez du temps pour entretenir et développer des relations significatives avec vos amis, votre famille et vos pairs, en mettant l'accent sur l'interaction en face à face plutôt que sur la communication numérique.

Atteindre un bien-être numérique durable est un processus continu qui nécessite une attention et une intention constantes. En mettant en place des habitudes conscientes, en s'engageant dans une réflexion régulière et en se concentrant sur le bien-être de tout le corps, nous pouvons prendre des mesures significatives pour créer des vies plus saines, en ligne et hors ligne.

10. Atteindre un bien-être numérique durable : un voyage vers une vie consciente

Nos vies modernes sont intimement liées à la technologie numérique, et bien que cela ait apporté d'innombrables commodités et créativité dans nos vies, cela a également conduit à un sentiment accru de déconnexion de nous-mêmes et du monde qui nous entoure. Ces dernières années, les gens ont commencé à accorder plus d'attention à l'idée de "bien-être numérique", qui est la pratique consistant à maintenir un équilibre sain entre nos mondes numérique et "réel". Le bien-être numérique se concentre sur la promotion d'habitudes conscientes pour vous aider à rester ancré, à rester concentré et à établir des limites claires entre vous et le monde numérique.

Atteindre un bien-être numérique durable est un voyage continu et intentionnel. Il s'agit de développer la compréhension, la conscience de soi et la discipline nécessaires pour établir des limites appropriées et cultiver une relation harmonieuse avec la technologie. Ce voyage est différent pour chacun, car nous avons tous des habitudes, des préférences et des objectifs uniques en ce qui concerne nos vies numériques. Cependant, les stratégies suivantes peuvent fournir des conseils et un soutien précieux lorsque vous vous engagez sur votre propre chemin vers le bien-être numérique et la vie consciente.

1. Évaluez vos habitudes numériques

Avant d'apporter des modifications à votre vie numérique, il est essentiel de bien comprendre vos habitudes actuelles.

Passez une semaine à suivre la façon dont vous utilisez vos appareils, y compris le temps que vous passez sur les réseaux sociaux, les jeux en ligne, la navigation sur Internet et les e-mails. Évaluez la qualité de vos interactions, votre niveau de concentration au travail et même la façon dont vos activités numériques affectent votre humeur.

À la fin de cette période, réfléchissez à vos conclusions. Quelles activités ou plateformes drainent votre énergie ou vous causent de l'anxiété ? Combien de temps consacrez-vous à des activités qui ne correspondent pas à vos objectifs ou qui n'ajoutent pas de valeur à votre vie ? Utilisez cette conscience de soi pour créer des objectifs spécifiques et réalisables pour votre parcours de bien-être numérique.

2. Établissez des limites numériques claires

Pour atteindre le bien-être numérique, il est important de définir des limites claires qui correspondent à vos objectifs personnels et professionnels. Créez un plan technologique qui comprend des heures désignées pour l'utilisation des appareils et des heures où vous serez complètement débranché.

Par exemple, vous pouvez désigner la première heure après le réveil et la dernière heure avant le coucher comme des heures "sans numérique", pour encourager une routine matinale plus saine et une nuit de sommeil plus paisible. Établissez également des limites pour votre vie professionnelle, par exemple en consacrant des heures spécifiques à répondre aux e-mails, en prenant des pauses pour plus de clarté mentale et en vous déconnectant à une heure constante chaque jour pour maintenir votre équilibre travail-vie personnelle.

3. Prioriser les connexions significatives

Au lieu de considérer la technologie comme quelque chose qui nous déconnecte, considérez-la comme un outil pour nourrir les relations qui comptent vraiment. Faites un effort conscient pour communiquer avec les personnes qui vous inspirent, vous soutiennent et vous mettent au défi.

Intégrez des appels vidéo et des messages vocaux à votre routine pour maintenir des connexions plus profondes, car ces méthodes créent une expérience plus personnelle que les messages texte. Enrichissez davantage vos relations en recherchant des opportunités d'interaction en face à face, comme rencontrer des amis, participer à des groupes de soutien ou participer à des événements communautaires.

4. Optimisez votre environnement numérique

Un environnement numérique encombré peut contribuer à un sentiment de dépassement et augmenter le niveau de stress. Désencombrez régulièrement vos appareils en organisant et en éliminant les anciens documents, signets, applications et e-mails non lus.

Un environnement numérique propre peut également créer une expérience en ligne plus positive. Faites attention au contenu que vous consommez et aux personnes ou organisations que vous suivez. Désabonnez-vous ou désabonnez-vous des sources qui ne vous servent plus et recherchez activement du contenu qui correspond à vos valeurs, intérêts et objectifs.

5. Adoptez la pleine conscience et la présence

La pleine conscience est la pratique d'être intentionnellement présent dans l'instant présent, et elle peut être un outil précieux pour améliorer le bien-être numérique. Une façon pratique d'incarner la pleine conscience dans votre vie numérique consiste à faire une pause et à réfléchir avant d'utiliser vos appareils, en tenant compte de vos intentions et des résultats souhaités. Avez-vous vraiment besoin d'utiliser votre appareil ou recherchez-vous simplement une distraction momentanée ?

Une autre approche de la pleine conscience consiste à vraiment s'engager avec le contenu numérique que vous consommez. Par exemple, plutôt que de parcourir passivement les réseaux sociaux, participez activement à la communauté en ligne en partageant vos réflexions, en commentant les publications et en montrant votre soutien pour un contenu significatif.

6. Développer des loisirs alternatifs et des pratiques de soins personnels

Cultiver des intérêts en dehors du monde numérique peut aider à briser le cycle de la dépendance à la technologie. Engagez-vous dans des passe-temps qui encouragent l'activité physique, la créativité, l'autoréflexion ou l'interaction sociale, comme le jardinage, le yoga, la tenue d'un journal ou la participation à des ateliers.

Intégrez des pratiques de soins personnels à votre routine quotidienne et faites un effort conscient pour vous consacrer du temps. Donnez la priorité aux activités qui nourrissent votre corps, votre esprit et votre esprit, qu'il s'agisse de passer du temps dans la nature, de participer à un cours de méditation ou simplement de profiter d'un bain relaxant.

7. Soyez patient et compatissant avec vous-même

Comme tout changement ou croissance substantiel, la réalisation d'un bien-être numérique durable nécessite du temps, de la patience et de l'engagement. Il est important de se rappeler que les progrès ne sont pas toujours linéaires et que les revers sont l'occasion d'apprendre et de recalibrer votre approche.

Abordez votre parcours de bien-être numérique avec gentillesse et compassion, en célébrant les petites victoires et en vous rappelant l'objectif plus large - une vie harmonieuse et équilibrée qui optimise votre relation avec la technologie et soutient votre bien-être général.

En conclusion, atteindre un bien-être numérique durable est un parcours qui améliore la vie et qui est ancré dans la conscience de soi, la prise de décision intentionnelle et le dévouement à la croissance personnelle. En cultivant des habitudes conscientes et en recherchant l'équilibre dans nos vies numériques, nous sommes mieux équipés pour prospérer dans un monde de plus en plus connecté sans perdre de vue ce qui compte vraiment : notre bien-être mental et émotionnel, nos relations significatives et notre vie au moment présent.

Atteindre un bien-être numérique durable : un voyage vers une vie consciente

Dans le monde d'aujourd'hui, nos vies sont étroitement liées à la technologie, et le maintien d'un équilibre numérique sain est essentiel à notre bien-être général. Le bien-être numérique fait référence à l'état de bien-être physique, mental et social dans un monde numérique. Dans cette section, nous explorerons le parcours vers un bien-être numérique durable et comment il contribue à un mode de vie conscient et holistique.

Comprendre le bien-être numérique

Avant de nous lancer dans l'aventure du bien-être numérique, nous devons comprendre le concept et son importance dans nos vies.

Le bien-être numérique n'est pas une privation : il est essentiel de reconnaître que le bien-être numérique consiste à atteindre l'équilibre et non à s'abstenir complètement de la technologie. L'idée est d'utiliser la technologie d'une manière qui améliore nos vies sans causer de dommages ou dominer nos vies dans une mesure malsaine.

Bien-être physique, mental et émotionnel : Le bien-être numérique englobe tous les aspects de notre bien-être. Il est essentiel de s'assurer que notre temps d'écran et notre utilisation de la technologie n'ont pas d'impact négatif sur notre santé physique, notre clarté mentale et notre équilibre émotionnel.

Étapes pour atteindre le bien-être numérique

Voici quelques-unes des étapes essentielles qui peuvent vous aider à atteindre le bien-être numérique dans votre vie :

1. Prise de conscience et auto-réflexion : Commencez par identifier et reconnaître vos habitudes numériques actuelles, et soyez honnête avec vous-même sur la façon dont cela peut avoir un impact sur divers aspects de votre vie. L'introspection vous aidera à identifier les domaines dans lesquels vous devez apporter des améliorations ou réduire votre utilisation du numérique.

2. Fixez des limites claires : Établissez des limites pour votre utilisation de la technologie. Cela pourrait prendre la forme de limites de temps d'écran quotidiennes ou de règles spécifiques telles que s'abstenir d'utiliser des appareils mobiles pendant les repas ou avant de se coucher.

3. Cultivez la pleine conscience et la présence : La pratique de la pleine conscience est cruciale pour atteindre le bien-être numérique. Cela implique d'être conscient de vos pensées et de vos actions, de vous concentrer sur le moment présent et d'éviter le multitâche excessif. Les techniques de pleine conscience telles que la méditation ou le travail respiratoire peuvent vous aider à rester ancré dans le chaos numérique.

4. Privilégiez la qualité à la quantité : Soyez sélectif avec le contenu que vous consommez et le temps que vous passez en ligne. Privilégiez les connexions significatives, les informations précieuses et les expériences enrichissantes au défilement insensé.

5. Digital Detox régulier : Le temps passé loin des écrans aide à se libérer des chaînes de la dépendance numérique, et aide également à privilégier le temps de qualité avec la famille et les amis. Intégrez des désintoxications numériques à votre routine, allant des heures quotidiennes sans écran aux désintoxications numériques du week-end ou même des pauses d'une semaine.

6. Cherchez de l'aide professionnelle : Si vous avez du mal à atteindre le bien-être numérique et à maintenir l'équilibre dans votre vie, envisagez de demander conseil à un thérapeute ou à un coach spécialisé dans la dépendance numérique ou la santé mentale.

Atteindre une vie consciente grâce au bien-être numérique

En incorporant des pratiques de bien-être numérique dans votre vie, vous ouvrez la voie à une vie consciente, où vous pouvez profiter des avantages de la technologie sans vous blesser ni nuire aux personnes qui vous entourent. Certains des résultats positifs de l'adoption du bien-être numérique incluent :

Conscience de soi accrue : Réfléchir à nos habitudes numériques et pratiquer consciemment la modération entraîne une conscience de soi accrue qui s'étend inévitablement à d'autres domaines de notre vie.

Des relations personnelles plus fortes : avec un temps réduit passé à l'écran, vous finissez par faire plus d'espace pour passer du temps de qualité avec vos amis et votre famille, renforcer vos relations et approfondir vos liens avec les personnes qui comptent le plus.

Amélioration de la santé mentale : Un temps d'écran excessif est lié à des niveaux de stress accrus, à l'anxiété, à la dépression et aux troubles du sommeil. En pratiquant le bien-être numérique, vous pouvez bénéficier d'une meilleure santé mentale, d'une stabilité émotionnelle et d'un meilleur sentiment de bien-être.

Amélioration de la santé physique : réduire le temps passé devant les écrans et faire un effort vers le bien-être numérique vous permettra de trouver le temps et l'énergie nécessaires pour investir dans des activités physiques et de l'exercice, ce qui conduira à une meilleure santé globale.

Productivité accrue : En limitant consciemment les distractions causées par la technologie, vous êtes susceptible de bénéficier d'une concentration et d'une productivité accrues dans votre travail et vos activités quotidiennes. La vie consciente vous aide à rester organisé, à hiérarchiser les tâches et à rester au top de vos objectifs.

Meilleur repos et sommeil : Suivre les principes du bien-être numérique, comme éviter les écrans avant le coucher et pratiquer des techniques de relaxation, se traduira par une meilleure qualité de sommeil, vous laissant rafraîchi et rajeuni chaque matin.

Atteindre un bien-être numérique durable est un voyage continu d'autoréflexion, de discipline et de pratique consciente. Ce n'est peut-être pas facile ou instantané, mais avec un effort et une détermination constants, c'est très certainement réalisable. N'oubliez pas que le chemin vers une vie consciente peut comporter des défis, mais les récompenses en valent la peine. Alors, adoptez ce voyage vers une relation équilibrée avec la technologie et créez une vie holistique et épanouissante pour vous-même et ceux qui vous entourent.

10. Atteindre un bien-être numérique durable : un voyage vers une vie consciente

Dans le monde numérique trépidant d'aujourd'hui, il est facile de se laisser emporter par le tourbillon de la technologie et le flux d'informations sans fin. Les plateformes de médias sociaux, les e-mails, les SMS, les jeux vidéo et les applications se battent tous pour notre attention et notre temps, nous laissant moins d'énergie pour nous engager dans des activités significatives ou même trouver un moment de calme. Cette exposition constante à des stimuli numériques peut créer du stress, de l'anxiété et entraîner une insatisfaction chronique. Par conséquent, parvenir à un bien-être numérique durable et à une vie consciente est un défi qui nécessite notre attention constante et nos efforts conscients. Dans cette section, nous discuterons des moyens de cultiver une relation saine avec nos appareils numériques sans devenir un luddite.

A. Fixer des objectifs intentionnels

Commencez votre voyage vers le bien-être numérique en définissant des intentions pour vos interactions numériques. Reconnaissez les activités qui apportent de la valeur et celles qui ne sont que des distractions. Esquissez un plan d'action sur la façon dont vous souhaitez utiliser chaque appareil : que ce soit pour le travail, la communication ou le divertissement, et consacrez du temps à votre vie numérique de manière équilibrée et disciplinée. La pleine conscience appelle à la découverte de soi, alors reconnaissez vos tendances personnelles et vos déclencheurs pour prendre des décisions éclairées, en donnant finalement la priorité à ce qui est le plus important pour vous.

B. Adopter le minimalisme numérique et la consommation consciente

Le minimalisme numérique est une philosophie qui préconise de minimiser votre exposition à des activités numériques inutiles et de vous concentrer sur les aspects essentiels de votre utilisation de la technologie. De cette façon, vous pouvez profiter des avantages de la technologie sans être submergé par celle-ci. Pour y parvenir, commencez par désencombrer vos domaines numériques en vous désabonnant des newsletters inutiles, en vous désabonnant des comptes sans importance et en supprimant les applications redondantes. Ensuite, prenez des décisions conscientes concernant la quantité de contenu que vous consommez et limitez votre exposition à ce qui ajoute une réelle valeur à votre vie.

C. Communication consciente

Réévaluez vos habitudes de communication et cultivez des moyens conscients de vous connecter avec vos amis et votre famille. Au lieu de vérifier constamment les nouveaux messages et d'être obsédé par les "j'aime" et les "commentaires", établissez des créneaux de communication désignés tout au long de la journée. Lorsque vous répondez aux messages, pratiquez l'écoute active et répondez de manière réfléchie, par opposition à impulsivement. N'oubliez pas que les conversations en face à face sont infiniment plus précieuses que les conversations virtuelles, alors privilégiez les interactions en personne dans la mesure du possible.

D. Programmer des cures de désintoxication numérique

Pratiquez régulièrement de courtes désintoxications numériques pour faire une pause après une exposition constante à l'écran. Vous pouvez commencer par désigner des moments précis de la journée où vous vous désengagez de la technologie, comme pendant les repas ou une heure avant le coucher. Progressivement, essayez de prolonger ces périodes de désintoxication numérique et d'inclure des pauses plus longues comme les week-ends ou les vacances. Cela vous permet de vous concentrer pleinement sur des activités significatives et vous aide à retrouver le calme qui accompagne la présence dans l'instant.

E. Créer un environnement domestique plus sain

Modifiez votre environnement physique pour soutenir vos objectifs de bien-être numérique. Gardez la technologie hors de la chambre et créez un espace de travail dédié pour créer des frontières entre le travail et la détente. Cultivez des espaces pour des activités paisibles telles que la lecture, la journalisation ou la méditation. Désignez des espaces communs dans votre maison où les appareils numériques sont limités ou interdits, en encourageant des moments de qualité pour créer des liens et interagir avec votre famille.

F. Prioriser les activités de bien-être

Veillez à ce que votre parcours de bien-être numérique ne mette pas de côté votre bien-être personnel. Nourrissez votre corps, votre esprit et votre esprit en vous engageant dans des activités telles que l'exercice, une alimentation saine et des habitudes de sommeil régulières. Consacrez du temps à entretenir des passe-temps, des liens sociaux et des rituels de soins personnels qui vous aident à vous ressourcer et à vous reconnecter avec vous-même.

G. Cultiver la gratitude et la réflexion

Un outil puissant pour développer la pleine conscience est la pratique de la gratitude - elle nous donne une perspective et nous ancre dans le présent. Prenez quelques minutes chaque jour pour réfléchir aux aspects positifs de votre vie, aux personnes que vous chérissez et aux opportunités qui vous ont été offertes. Au fur et à mesure que vous contemplerez et apprécierez ces bonnes choses, vous deviendrez inévitablement plus présent dans votre vie, vous aidant à identifier les moments où la technologie peut empiéter sur votre bien-être.

H. Apprentissage continu et adaptation

Atteindre un style de vie de bien-être numérique durable implique une prise de conscience, un apprentissage et une adaptation continus. Restez ouvert aux nouvelles informations, perspectives et stratégies, et soyez prêt à modifier vos comportements à mesure que de nouveaux défis ou opportunités se présentent. N'oubliez pas qu'il n'y a pas d'approche unique et que ce qui fonctionne pour les autres peut ne pas fonctionner pour vous. Alors, soyez patient avec vous-même et continuez à affiner vos habitudes numériques.

Prendre des mesures vers le bien-être numérique et la vie consciente nécessitera des efforts conscients, du temps et une réflexion régulière. La mise en œuvre des stratégies décrites dans cette section vous aidera non seulement à réduire le stress et l'anxiété associés à la technologie, mais vous permettra également de vivre pleinement le moment présent, favorisant une vie plus équilibrée et épanouissante. Pratiquez l'auto-compassion pendant votre parcours de désintoxication numérique et rappelez-vous que les revers sont des opportunités d'apprendre et de grandir. Adoptez ce nouveau mode de vie et découvrez la beauté de renouer avec vous-même et ceux qui vous entourent.

Droits d'auteur et clauses de non-responsabilité :

Clause de non-responsabilité relative au contenu assisté par l'IA :
Le contenu de ce livre a été généré avec l'aide de modèles de langage d'intelligence artificielle (IA) comme CHatGPT et Llama. Bien que des efforts aient été faits pour assurer l'exactitude et la pertinence des informations fournies, l'auteur et l'éditeur ne donnent aucune garantie quant à l'exhaustivité, la fiabilité ou l'adéquation du contenu à un usage spécifique. Le contenu généré par l'IA peut contenir des erreurs, des inexactitudes ou des informations obsolètes, et les lecteurs doivent faire preuve de prudence et vérifier indépendamment toute information avant de s'y fier. L'auteur et l'éditeur ne peuvent être tenus responsables des conséquences découlant de l'utilisation ou de la confiance accordée au contenu généré par l'IA dans ce livre.

Clause de non-responsabilité générale :
Nous utilisons des outils de génération de contenu pour créer ce livre et obtenons une grande partie du matériel à partir d'outils de génération de texte. Nous mettons à disposition du matériel et des données financières par le biais de nos Services. Pour ce faire, nous nous appuyons sur une variété de sources pour recueillir ces informations. Nous pensons qu'il s'agit de sources fiables, crédibles et exactes. Cependant, il peut arriver que les informations soient incorrectes. NOUS NE FAISONS AUCUNE REVENDICATION OU REPRÉSENTATION QUANT À L'EXACTITUDE, L'EXHAUSTIVITÉ OU LA VÉRITÉ DE TOUT MATÉRIEL CONTENU DANS NOTRE livre. NOUS NE SERONS PAS RESPONSABLES DES ERREURS, DES INEXACTITUDES OU DES OMISSIONS, ET DÉCLINONS SPÉCIFIQUEMENT TOUTE GARANTIE IMPLICITE OU DE

QUALITÉ MARCHANDE OU D'ADÉQUATION À UN USAGE PARTICULIER ET NE SERONS EN AUCUN CAS RESPONSABLES DE TOUTE PERTE DE PROFIT OU DE TOUT AUTRE DOMMAGE COMMERCIAL OU MATÉRIEL, Y COMPRIS, MAIS SANS S'Y LIMITER À DES DOMMAGES SPÉCIAUX, ACCESSOIRES, CONSÉCUTIFS OU AUTRES ; OU POUR DES RETARDS DANS LE CONTENU OU LA TRANSMISSION DES DONNÉES SUR NOTRE livre, OU QUE LE LIVRE SERA TOUJOURS DISPONIBLE.

En plus de ce qui précède, il est important de noter que les modèles de langage comme ChatGPT sont basés sur des techniques d'apprentissage en profondeur et ont été formés sur de grandes quantités de données textuelles pour générer un texte de type humain. Ces données textuelles incluent une variété de sources telles que des livres, des articles, des sites Web et bien plus encore. Ce processus de formation permet au modèle d'apprendre des modèles et des relations dans le texte et de générer des sorties cohérentes et adaptées au contexte.

Les modèles de langage comme ChatGPT peuvent être utilisés dans une variété d'applications, y compris, mais sans s'y limiter, le service client, la création de contenu et la traduction linguistique. Dans le service client, par exemple, les modèles linguistiques peuvent être utilisés pour répondre rapidement et avec précision aux demandes des clients, libérant ainsi des agents humains pour gérer des tâches plus complexes. Dans la création de contenu, les modèles de langage peuvent être utilisés pour générer des articles, des résumés et des légendes, ce qui permet aux créateurs de contenu d'économiser du temps et des efforts. Dans la traduction linguistique, les modèles linguistiques peuvent aider à traduire un texte d'une langue à une autre avec une grande précision, contribuant ainsi à éliminer les barrières linguistiques.

Il est important de garder à l'esprit, cependant, que même si les modèles de langage ont fait de grands progrès dans la génération de texte de type humain, ils ne sont pas parfaits. Il existe toujours des limites à la compréhension du modèle du contexte et de la signification du texte, et il peut générer des sorties incorrectes ou offensantes. En tant que tel, il est important d'utiliser les modèles de langage avec prudence et de toujours vérifier l'exactitude des sorties générées par le modèle.

Avis de non-responsabilité financière

Ce livre est dédié à vous aider à comprendre le monde de l'investissement en ligne, à éliminer toutes les craintes que vous pourriez avoir au début et à vous aider à choisir de bons investissements. Notre objectif est de vous aider à prendre le contrôle de votre bien-être financier en vous offrant une solide éducation financière et des stratégies d'investissement responsable. Cependant, les informations contenues dans ce livre et dans nos services sont fournies à titre d'information générale et à des fins éducatives uniquement. Il ne vise pas à remplacer les conseils juridiques, commerciaux et/ou financiers d'un professionnel agréé. L'activité d'investissement en ligne est une question compliquée qui nécessite une diligence raisonnable financière sérieuse pour chaque investissement afin de réussir. Il vous est fortement conseillé de rechercher les services de professionnels qualifiés et compétents avant de vous engager dans tout investissement susceptible d'avoir un impact sur vos finances. Ces informations sont fournies par ce livre, y compris la façon dont il a été créé, collectivement appelés les « Services ».

Soyez prudent avec votre argent. N'utilisez que des stratégies dont vous comprenez les risques potentiels et que vous êtes à l'aise de prendre. Il est de votre responsabilité d'investir judicieusement et de protéger vos informations personnelles et financières.

Nous croyons que nous avons une grande communauté d'investisseurs qui cherchent à réussir et à s'entraider pour réussir financièrement grâce à l'investissement. En conséquence, nous encourageons les gens à commenter sur notre blog et peut-être à l'avenir sur notre forum. De nombreuses personnes contribueront à cette question, cependant, il y aura des moments où des personnes fourniront des informations trompeuses, trompeuses ou incorrectes, involontairement ou autrement.

Vous ne devez JAMAIS vous fier aux informations ou opinions que vous lisez sur ce livre, ou sur tout livre auquel nous pourrions être lié. Les informations que vous lisez ici et dans nos services doivent être utilisées comme point de départ pour votre PROPRE RECHERCHE dans diverses entreprises et stratégies d'investissement afin que vous puissiez prendre une décision éclairée sur où et comment investir votre argent.

NOUS NE GARANTISSONS PAS LA VÉRACITÉ, LA FIABILITÉ OU L'EXHAUSTIVITÉ DES INFORMATIONS FOURNIES DANS LES COMMENTAIRES, LE FORUM OU D'AUTRES ESPACES PUBLICS DU livre OU DANS TOUT HYPERLIEN APPARAISSANT SUR NOTRE livre.

Nos services sont fournis pour vous aider à comprendre comment prendre de bonnes décisions d'investissement et de finances personnelles pour vous-même. Vous êtes seul responsable des décisions d'investissement que vous prenez. Nous ne serons pas responsables des erreurs ou omissions sur le livre, y compris dans les articles ou les publications, pour les hyperliens intégrés dans les messages, ou pour tout résultat obtenu à partir de l'utilisation de ces informations. Nous ne serons pas non plus responsables de toute perte ou dommage, y compris les dommages indirects, le cas échéant, causés par la confiance d'un lecteur dans toute information obtenue grâce à l'utilisation de nos Services. Veuillez ne pas utiliser notre livre si vous n'acceptez pas l'auto-responsabilité de vos actions.

La Securities and Exchange Commission (SEC) des États-Unis a publié des informations supplémentaires sur la cyberfraude pour vous aider à la reconnaître et à la combattre efficacement. Vous pouvez également obtenir une aide supplémentaire sur les programmes d'investissement en ligne et sur la manière de les éviter dans les livres suivants : http://www.sec.gov et http://www.finra.org, et http://www.nasaa.org ce sont chacune des organisations mises en place pour aider à protéger les investisseurs en ligne.

Si vous choisissez d'ignorer nos conseils et de ne pas faire de recherche indépendante sur les diverses industries, entreprises et actions, vous avez l'intention d'investir et de vous fier uniquement aux informations, «conseils» ou opinions trouvées dans notre livre - vous reconnaissez que vous avez fait une décision consciente et personnelle de votre plein gré et n'essayera pas de nous tenir responsables des résultats de celle-ci en aucune circonstance. Les services offerts ici ne visent pas à agir en tant que votre conseiller en placement personnel. Nous ne connaissons pas tous les faits pertinents vous concernant et/ou vos besoins individuels, et nous ne déclarons ni ne prétendons que l'un de nos Services est adapté à vos besoins. Vous devriez vous adresser à un conseiller en placement inscrit si vous recherchez des conseils personnalisés.

Liens vers d'autres sites. Vous pourrez également créer des liens vers d'autres livres de temps à autre, via notre site. Nous n'avons aucun contrôle sur le contenu ou les actions des livres auxquels nous sommes liés et ne serons pas responsables de tout ce qui se produit en relation avec l'utilisation de ces livres. L'inclusion de tout lien, sauf indication contraire expresse, ne doit pas être considérée comme une approbation ou une recommandation de ce livre ou des opinions qui y sont exprimées. Vous, et vous seul, êtes responsable de faire votre propre diligence raisonnable sur tout livre avant de faire affaire avec eux.

Avis de non-responsabilité et limitations : en aucun cas, y compris, mais sans s'y limiter, la négligence, nous, ni nos partenaires, le cas échéant, ni l'un de nos affiliés, ne serons tenus responsables ou redevables, directement ou indirectement, de toute perte ou dommage, quel qu'il soit, résultant de de ou en relation avec l'utilisation de nos Services, y compris, sans s'y limiter, les dommages directs, indirects, consécutifs, inattendus, spéciaux, exemplaires ou autres pouvant en résulter, y compris, mais sans s'y limiter, les pertes économiques, les blessures, la maladie ou le décès ou tout tout autre type de perte ou de dommage, ou de réactions inattendues ou indésirables aux suggestions contenues dans le présent document ou qui vous sont autrement causés ou qui vous auraient été causés en relation avec votre utilisation de tout conseil, bien ou service que vous recevez sur le Site, quelle qu'en soit la source, ou tout autre livre que vous avez pu visiter via des liens de notre livre, même si vous avez été informé de la possibilité de tels dommages.

La loi applicable peut ne pas autoriser la limitation ou l'exclusion de responsabilité ou de dommages indirects ou consécutifs (y compris, mais sans s'y limiter, la perte de données), de sorte que la limitation ou l'exclusion ci-dessus peut ne pas s'appliquer à vous. Cependant, en aucun cas la responsabilité totale de notre part envers vous pour tous les dommages, pertes et causes d'action (qu'elles soient contractuelles, délictuelles ou autres) ne dépassera le montant que vous nous avez payé, le cas échéant, pour l'utilisation de notre Services, le cas échéant. Et en utilisant notre Site, vous acceptez expressément de ne pas essayer de nous tenir responsables des conséquences résultant de votre utilisation de nos Services ou des informations qui y sont fournies, à tout moment ou pour quelque raison que ce soit, quelles que soient les circonstances.

Clause de non-responsabilité relative aux résultats spécifiques. Nous nous engageons à vous aider à prendre le contrôle de votre bien-être financier par l'éducation et l'investissement. Nous proposons des stratégies, des opinions, des ressources et d'autres services spécialement conçus pour réduire le bruit et le battage médiatique afin de vous aider à prendre de meilleures décisions en matière de finances personnelles et d'investissement. Cependant, il n'y a aucun moyen de garantir qu'une stratégie ou une technique soit efficace à 100%, car les résultats varient selon les individus, ainsi que les efforts et l'engagement qu'ils déploient pour atteindre leur objectif. Et, malheureusement, nous ne vous connaissons pas. Par conséquent, en utilisant et/ou en achetant nos services, vous acceptez expressément que les résultats que vous recevez de l'utilisation de ces services ne dépendent que de vous. En outre, vous acceptez expressément que tous les risques d'utilisation et toutes les conséquences d'une telle utilisation soient à votre charge exclusive. Et que vous n'essayerez pas de nous tenir responsables à tout moment, et pour quelque raison que ce soit, quelles que soient les circonstances.

Comme stipulé par la loi, nous ne pouvons pas et ne faisons aucune garantie quant à votre capacité à obtenir des résultats particuliers en utilisant tout service acheté via notre livre. Rien sur cette page, notre livre ou l'un de nos services n'est une promesse ou une garantie de résultats, y compris que vous gagnerez une somme d'argent particulière ou, de l'argent du tout, vous comprenez également que tous les investissements comportent des risques et vous risquez en fait de perdre de l'argent en investissant. En conséquence, tous les résultats indiqués dans notre livre, sous forme de témoignages, d'études de cas ou autres, ne sont qu'illustratifs de concepts et ne doivent pas être considérés comme des résultats moyens ou des promesses de performances réelles ou futures.

augmenter ou diminuer et les investisseurs peuvent perdre leur capital. Les performances passées ne représentent pas les résultats futurs. L'auteur et l'éditeur de ce livre ne garantissent aucun résultat ou résultat spécifique de l'utilisation des stratégies et des techniques décrites ici.

Témoignages et exemples : Tous les témoignages, études de cas ou exemples présentés dans ce livre sont fournis à titre indicatif uniquement et ne garantissent pas que les lecteurs obtiendront des résultats similaires. Le succès individuel dans le trading dépend de divers facteurs, notamment la situation financière personnelle, la tolérance au risque et la capacité à appliquer de manière cohérente les stratégies et techniques discutées.